着床前診断検査（PGT-A）の基礎知識と細胞分離手技

監修 末岡 浩
編集 荒木康久

医歯薬出版株式会社

巻頭言

　このたび，荒木康久先生が「着床前診断検査（PGT-A）の基礎知識と細胞分離手技」を出版されるに際し，巻頭文の依頼を受けたことは私の望外の喜びとするものであり，先に出版された「生殖補助医療技術学テキスト」とあわせて非常に感銘を深くいたします．

　生殖補助医療技術（ART）は著しい発展を遂げ，ラボ業務に関するルーチンワークはすでに，医師からエンブリオロジストにバトンタッチされた感があります．しかし，学問の基礎は深く，軽視してはなりません．それだけにエンブリオロジストも重い荷を背負わされています．新たな問題を抱えている着床前診断技術学を取り上げた本書の発行は時宜を得ていると思います．本書から何が臨床に役立つかを考える機会になることを願います．常に勉学に励み，新しい領域にたゆまず努力して貢献していただくことを祈ります．

2018年11月

生殖バイオロジー東京シンポジウム代表

鈴木秋悦

（本巻頭言は，鈴木秋悦先生が静養中でしたので車椅子に座りながら口述で得たものを，聖マリアンナ医科大学　産婦人科学教室教授　鈴木 直先生に校閲，承認していただいたものです）

監修のことば

　妊娠に対して夫婦は，新たな生命の誕生への喜びとともに，皮肉なことにその妊娠に対する不安が生じる．それに対応する手技として出生前診断が行われてきたが，残念ながら一部に妊娠の継続に困難を生じると判断されることがある．抜本的な治療法がないためにやむなく妊娠を断念する夫婦の救済策として，着床前遺伝子診断が開発された経緯がある．これらの課題についてわが国の歴史的背景を踏まえたうえで議論が続けられてきた．わが国においては，優生保護法が廃止され母体保護法に移行し，そのなかで胎児条項は存在せず，この問題は常に法の観点というより，実質的に倫理観の下に判断され，技術提供が行われてきた．しかし，残念ながら遺伝的疾患については効果的な治療につながらないことが多く，苦しいながらのカウンセリングでクライエントの理解を深める作業に委ねられてきた感がある．これに対して，次世代の生命を創出するための補助医療として発展してきた生殖補助技術が，同様に進化を遂げる遺伝子解析技術と合致して着床前遺伝子診断の発展に至っている．

　この技術を臨床の場へ導入するにあたって，社会の強い反応があったことを忘れてはならない．わずかなDNAからの遺伝子解析に加え，受精卵の変動性や不安定性に基づく診断精度に関する問題は，今なお重大な課題である．さらにその胚の移植に関して精度を担保するとともに，誰がどのように決定するのかについても明確な答えはない．しかし，これが生命と疾患にかかわるもっとも重要な課題であり，医療者がどのような立場でかかわり，責務を負うのかについて認識しておく必要がある．

　また，遺伝子解析技術も網羅的な手法が発展し，多様な情報を同一条件で解析することが可能となる進化を遂げている．このことは，知っておくべき情報と知らなくてもよい情報，言い換えれば重要な疾患につながる遺伝子情報のみならず，かならずしも重篤な疾患にはつながらないがクライエント夫婦が妊娠の選択に差異を生じることになりかねない情報が同時に得られる可能性があり，これに対して十分な理解を深めていくことが求められている．人類の将来のために容認できる多様性の範囲について見識を明確にしておくことは，社会の構成員として重要な責任と考えられる．

　さらに，スクリーニング検査が生殖補助医療の効率を向上させる可能性を期待する向きがある．その一方で，スクリーニングがもたらす情報が，解析情報の精度の向上と範囲の拡大に伴って，当初の目的をこえてとどまることを知らないエゴイズムの世界に突き進むことにつながらないように対応していく叡知が求められる．

本書はとくに現状の遺伝子解析技術の進歩について詳細に解説している．技術が日進月歩に進化を遂げることは疑いのない事実である．現状の進歩と，なお存在する課題を理解するために，本書をすみずみまで活用していただきたい．そして，その発展する技術があらゆる人々の健康と平和をもたらすよう用いられることを期待したい．

2018年11月

慶應義塾大学医学部産婦人科学教室

末岡　浩

発刊にあたって

　5～6年前になるのでしょうか．国際学会でPGS（preimplantation genetic screening）の話題を聞かないことはありませんでした．新しい検査手技により染色体異常を解析するという方法を私は大変興味深く思っていました．

　わが国ではいまだPGS検査は一般化されていません．国内でこの検査が一般的でないことから，限定的な知識しか入手できない現状があります．

　一方，海外に目を転じると，PGSは相変わらず学会のトピックとして取り上げられています．この検査は臨床でいかなるメリット，デメリットをもたらすのでしょうか？

　我々は新たな流れに即した知識を導入して，臨床に活かしていかなければならないと思っています．そこでエンブリオロジストの立場から，何とかPGSについて勉強する手立てはないかと考えました．PGS検査には，細胞採取の技術がどうしても必要であり，いざ検査可能になった時，洗練された技術を臨床に役立てることがきわめて大切と考え，2015年に「第1回エンブリオロジストのためのPGS/PGDを学ぶ会」として技術研修と講演会を開催しました．多くの方々が大変熱心に技術研修に取り組んでおられました．その後，講習会は回を重ねて本年で第4回目を迎えました（2018）．この研修会を通じて座右の知識・技術テキストの必要性を感じ，これまでご講演いただいた著名な先生方，ならびにデモンストレータの方々のご協力を得て本書を出版することにしました．

　こうしているうちにもすでに，PGD（PGSを含む）の用語は新しくPGT（preimplantation genetic testing）と統一され，PGT-SR（for chromosomal structural rearrangement），PGT-M（for monogenic/single gene defects），PGT-A（for aneuploidy）に分けられています（2017）．最近ではNGS（next generation sequencing）法によって検出されるモザイクが注目されるようになっています．

　常に学ぶことを怠れば，用語の変化すら分からなくなります．進化を続けるART治療をサポートするエンブリオロジストのみならず，ART治療にかかわる多くの医療従事者に役立つPGT-Aを理解する手掛かりとして，本書が皆様方のお役に立つことを願っています．

2018年11月

群馬パース大学教授
日本リプロジェネティクス 代表
高度生殖医療技術研究所 顧問

荒木康久

着床前診断検査（PGT-A）の基礎知識と細胞分離手技　　目次

巻頭言　　鈴木秋悦　……iii

監修のことば　　末岡 浩　……iv

発刊にあたって　　荒木康久　……vi

1　PGTの抱える課題と責任　　末岡 浩　……1

1　PGDと臨床検査　1
2　現状　2
3　科学的課題―精度と限界　3
4　現在の精度と課題　5
5　社会倫理的課題　6
6　医療者としての責任と対応　8

2　網羅的手法による次世代型着床前診断　　倉橋浩樹　……10

1　全ゲノム増幅の壁　10
2　網羅的ゲノム解析　12
　1　マイクロアレイ　12
　2　次世代シーケンス　12
3　網羅的着床前診断の問題点　14
4　単一遺伝子疾患　15
5　わが国の動向　16

3　エピジェネティクス研究とその展望　　堀居拓郎, 畑田出穂　……19

1　エピジェネティクスとは　19
2　DNAメチル化　20
3　DNAメチル化酵素（メチル基転移酵素）　21
4　DNA脱メチル化酵素　22
5　ヒストン修飾　24
　1　ヒストンアセチル化　25
　2　ヒストンメチル化　25
6　エピジェネティクスと疾病　25
7　DNAメチル化解析法　27

4　わが国/世界のARTにおけるPGT-Aの現状　　福田愛作　……29

1　PGSの世界の現状　30
2　わが国におけるPGSの現状　35
　1　PGSパイロット試験の具体的内容　37

5 エンブリオロジストとして最低限必要なDNA・遺伝子の基礎知識　　長田　誠　……41

1. 核酸の構造　41
2. DNAの役割　44
   1. 細胞分裂時のDNA複製　45
   2. 蛋白質合成　45
3. 遺伝子の変化　48
   1. バリアント（variant）　48
   2. バリアントの表記法　50
4. 遺伝子疾患　50
   1. 単一遺伝子疾患　50
   2. トリプレット病　51
5. 減数分裂と遺伝学的多様性　51
   1. 減数分裂　51
   2. 遺伝学的多様性　52

6 世界で使用されているPGT-A解析手法の現況　　桜庭喜行　……53

1. 次世代シーケンサーの進歩と医療への応用　53
2. NGSを用いたPGT-Aの技術　54
3. さまざまなPGT-A用解析キット　56
   1. 解析機器　58
   2. 全ゲノム増幅　58
   3. 染色体異数性の検出　58
   4. データ解析とレポート　59
4. 検査ラボの実際　59
   1. ラボの動線　59
   2. クオリティコントロール　59
   3. 精度管理と衛生検査所登録　60
5. NGSによるPGT-Aの限界　60
6. PGT-AとPGT-Mの併用　60

7 NGSを用いたPGT-Aのデータ解析の実際　　田村結城，三東光夫　……62

1. 検査の流れ　62
2. 検体の採取，保管，搬送　63
   1. PCRチューブの準備　63
   2. コンタミネーションの防止　63
   3. 検体の採取　63
   4. ネガティブコントロールの準備　64
   5. 検体の保存　64
   6. 検体の搬送　64
3. NGSデータの見方　64
4. NGSランのクオリティチェック　67
5. サンプルベースのクオリティチェック　68
6. チャートの乱れ（ノイズ）の原因　69
   1. DNAの分解，アーチファクトの非特異的増幅　69
   2. S-phase artifact　69
   3. コンタミネーション　69
   4. ベースラインのずれ　70

5　性染色体のチャートの乱れ　70
　7　NGSで判定できない異常　70
　　　1　均衡型相互転座　70
　　　2　微小構造変化　70
　　　3　3倍体，4倍体　71
　　　4　モザイク　71
　　　5　反復領域　72
　　　6　遺伝病などにかかわる遺伝子の異常　72
　8　移植の可否の判定　72

8　着床前診断を始めた経緯と実際の経験からみえてきたこと　遠藤俊明，馬場 剛，齋藤 豪　……75

　1　PGT開始時の北海道のおかれた状況　75
　2　札幌医科大学が着床前診断に取り組むきっかけ　76
　3　実際に着床前診断を実施するにあたって，先行施設からのアドバイス，支援　76
　4　その当時の不育症例の染色体均衡型構造異常に対するPGT-SRへの学会の評価　77
　5　北海道における不育症例への行政の対応　78
　6　特徴的な均衡型構造異常の保因者症例の経験から得たこと　79

9　エピジェネティクスをテーマにしたラボ業務　神田晶子　……82

　1　卵子発育過程のどこでインプリント遺伝子のDNAメチル化獲得が終了しているか　84
　2　精液性状とメチル化異常の関係　84
　3　体外成熟培養（IVM）のメチル化状態からみた安全性の確認　85
　4　ART後得られた流産組織のメチル化異常および対応する夫精子のメチル化異常の関係　86

10　顕微操作による胚盤胞からの細胞分離（バイオプシー）の実践　……89

胚盤胞バイオプシーの要点とピットフォール　中田久美子　90

　1　バイオプシーに使用する器具・材料とそのセッティングの要点　90
　2　マウス胚盤胞のバイオプシーの実際　91
　　　1　レーザ照射による胚盤胞透明帯の穿孔　91
　　　2　胚盤胞の栄養外胚葉（TE）のバイオプシーの実際　92
　3　検査用チューブへの細胞のローディング　93

マウス胚盤胞からの細胞分離　荒木泰行　95

　1　バイオプシー作業の流れ　95
　2　day2で透明帯に穴を開ける　95
　3　day4で透明帯開口部から飛び出しているTEの一部を採取　95
　4　バイオプシー用に準備するディッシュ　96
　5　バイオプシーの手順　96
　6　参考資料　99

顕微操作によるマウス胚盤胞からの細胞分離の実践　　武田信好　100

- 1　器具と試薬　100
  - 1　顕微鏡の仕様　100
  - 2　アシステドハッチング　100
  - 3　バイオプシー　100
  - 4　細胞塊洗浄・回収　100
  - 5　胚盤胞の凍結　100
- 2　方法　100
  - 1　アシステドハッチング　100
  - 2　バイオプシー　101
  - 3　細胞塊の洗浄と回収　102
  - 4　その他　103
  - 5　胚盤胞の凍結　103
  - 6　検体（バイオプシーした細胞塊）の保存　103

顕微授精によるマウス胚盤胞からの細胞分離の実際　　八木亜希子　104

- 1　必要物品　104
  - 1　機器　104
  - 2　器具　104
  - 3　試薬・培養液　104
  - 4　その他　104
- 2　方法　104
  - 1　透明帯の開口　104
- 3　バイオプシーに適した胚盤胞の形態　104
- 4　針のセッティング　105
- 5　物品の準備　105
- 6　バイオプシー用ディッシュの作製　105
- 7　針の準備　106
- 8　TEの採取　106
- 9　TEの回収（tubing）　107

胚盤胞期におけるTEバイオプシーから検体管理まで　　水田真平　108

- 1　試薬と消耗品等　108
  - 1　培養液・試薬　108
  - 2　消耗品　108
  - 3　ディッシュ　108
  - 4　その他　108
- 2　バイオプシー当日実施前準備　109
- 3　方法　109
  - 1　透明帯の開口　109
  - 2　TEバイオプシー　109
  - 3　tubing，胚凍結　112
  - 4　細胞の搬送　112
  - 5　バイオプシーの心構え　112

レーザを使用しない胚盤胞からの細胞分離　　畠山将太　114

1. 透明帯の一部切開　114
   1. 器具　114
   2. 試薬　114
   3. 方法　114
2. 細胞分離（バイオプシー）　115
   1. 器具　115
   2. 試薬　115
   3. 方法　115
3. 細胞洗浄　117
   1. 器具　117
   2. 試薬　117
   3. 方法　117

顕微操作によるマウス胚盤胞からの栄養膜細胞バイオプシーとtubing　　青野展也　118

1. 事前のアシステドハッチング（AHA）　118
2. バイオプシー用ディッシュ作製　118
3. バイオプシー　118
4. バイオプシー細胞洗浄用ディッシュ作製　120
5. バイオプシー細胞洗浄とtubing　120

ヒト胚細胞生検とtubing　　小林亮太　122

1. 孵化促進法の実施　122
   1. 孵化促進法（day3；分割期胚）　122
   2. 孵化促進法（day5；胚盤胞期胚）　122
   3. 孵化促進法を実施する利点　122
2. バイオプシーの準備　123
   1. 顕微操作用ディッシュの作製　123
   2. 顕微操作の準備　123
3. ヒト胚盤胞バイオプシーの手順　123
   1. 基本的な胚盤胞のバイオプシー　123
   2. ICMから孵化した胚盤胞　124
4. tubing　126

索引　……128

1
PGTの抱える課題と責任

末岡　浩

慶應義塾大学　医学部　産婦人科学教室

はじめに

　生殖医療は生殖細胞から生命の誕生に力を貸す医療であるが，同時に遺伝学的には次世代への遺伝形式の伝播を支持する医療と言い換えることができる．その際に留意しなければならないことは，自然の節理を改変しないように配慮することであることはいうまでもない．

　科学技術の発展はともすれば人間のエゴイズムの象徴ともなりかねない．常にその応用には謙虚に，そして慎重に対応することが必要である．また，医療行為となれば，その責務はきわめて大きいものであることを自覚しなければならない．遺伝性疾患の発症を防ぐために着床前遺伝子診断（preimplantation genetic diagnosis：PGD）が創出されてからすでに20余年になり，技術的にも大きな進展と成果を得ている．これは，生殖医療の次の世代を担う大きな成果であることはいうまでもない．しかし，なお，技術面においても，またその応用範囲についても議論のなかにあることを理解する必要がある．

1　PGDと臨床検査

　PGDは，受精卵からの細胞を一部生検して受精卵が有する遺伝学的情報を診断する方法である．診断については，遺伝子増幅の作業と遺伝子解析の作業の2工程があり，その技術の発展は日進月歩である．情報は正確さを増し，得られる情報も幅広くなりつつある．生検についても，主として胚の発育期によってコンパクションを起こす前の初期胚から1〜2細胞を生検する方法と，胚盤胞の栄養外胚葉（trophectoderm：TE）から3〜10細胞を生検する方法への選択肢の拡大が行われてきた[1]．

　その進歩によって健やかな生命が多く誕生しつつあることはまことに喜ばしいことである．しかし，これらの技術の発展はなお途上であり，精度についても血液などから得られる遺伝学的情報に追随してきたが，それでもなお及ばな

いことと認識しておく必要がある．それはすなわち，稀少な細胞からのDNAを増幅することのむずかしさと，成育する胚に存在する異常と修復，分化，淘汰などの変動の多い条件などに起因する．

近年，PGDという言葉がpreimplantation genetic testing（PGT）におきかえられてきた．スクリーニング検査を目的としたpreimplantation genetic screening（PGS）が，主として染色体異数性を対象としているため，特にPGT-Aと呼称されるようになってきた．これに対して，単一遺伝子病についてはPGT-Mと呼称している．実際には，全ゲノムを胚から読み取る作業は遺伝子増幅における大きな課題が完全には克服できていないため，網羅的遺伝子解析では安定的に解析できるのは数的異常に限られているのが現状である．

したがって，"臨床検査"の位置づけと理解されることについてはなおその精度確保に課題があり，現状では研究検体としての解析の位置づけをこえるレベルとはいえない．遺伝子診断技術が高度な技術や機器を必要とする時代となり，外部の解析会社に委託するケースも多くなり始めている．しかし，これらの委託会社は検査検体としてではなく研究検体として受託し，その責任は医療者に委ねられている．医療者が留意すべき点とは，得られた情報をどの程度信頼性のある情報として理解し，クライエントに伝えられるかの課題である．

2 現状

わが国におけるPGDの実態調査は，厚生労働科学研究の一貫として実施されてきた．海外とは社会的事情の相違から，対象疾患は限定的に容認され実施されてきた．加えて，倫理審査を含め臨床研究としての位置づけで進められてきた経緯がある．これまでに報告されている単一遺伝子病に対しての実施実績は，慶應義塾大学における実績がそのほとんどを占めているが，均衡型染色体構造異常を夫婦のいずれかに有する習慣流産患者を対象としたPGDは，すべての実施施設で行われてきた．FISH法での解析がマイクロアレイなどの網羅的遺伝子解析へ移行しつつあり，それに伴って自施設での解析が実質的に困難となった施設が多くを占め，外部への委託による解析へ移行する傾向にある．網羅的解析法が導入されたメリットとして，数多く発生している染色体の数的異常を診断できることから，流産や妊娠に至らない胚の移植を防ぐことができる可能性があるとの期待が生じたことがあげられる．

習慣流産に関するわが国の実施成績の分析からは流産率は減少傾向にある．その結果として，移植胚効率の低下が生じたことが考えられるが，周期あたりの妊娠率の向上につながるかについてはその対象を含めてなお不明な点が多い．今後のデータ集積がさらに必要であるが，海外においても同様の不確定な結果

が報告されている．また，外部委託による診断後に流産検体からの解析で誤診断が報告された事例も存在することから，解析結果についてクライエントに対する責務を委託解析機関に委ねることはできない．

2010年，欧州生殖医学会（ESHRE）PGD ConsortiumによるメタアナリシスResearch研究によって，FISH法を用いた染色体診断について流産率の低下を示す結果が得られていないことが明らかにされ，いわば染色体異常を診断していない単一遺伝子病の事例よりも流産を防ぐ目的の染色体診断例で高い流産率を示したことから，FISH法による染色体異数性を対象とする診断は無効であるとの結論が発表された[2]．その後に，主としてCGHアレイ技術を用いたPGDが代わって行われ，データ集積が行われてきたが，以来8年を経過してなお明確な有効性の結論は得られていない．技術的な限界もその要因となっていることが示唆される．提供された遺伝子増幅と解析プラットフォームの内容を理解すれば，その不安定性に気づくはずであるが，現行では，委託機関の解析結果を信頼する以外に手段をもたない施設が多いことも懸念材料である．この解析結果は，技術の進化とともに改善される方向に進むことは予測されるが，現状ではなお変動する可能性があることを認識しておく必要がある．

3　科学的課題—精度と限界

PGD技術が日進月歩であることに異論を唱える者はいない．しかしなお，解決できていない，あるいは解決できそうにない多くの課題を有していることを理解しておくことが必要である．PGDで用いる技術は，生殖補助技術と遺伝子解析技術に大別される．生殖補助技術面では特に，生検時期とそれに伴う生検細胞の種類および生検細胞数に関する課題があげられる．

生検時期としては，全能性を有する8細胞期胚から1〜2個の割球を採取する方法が基本として行われてきた．近年，稀少な生検細胞に対する診断精度の確保の観点から，胞胚期胚（胚盤胞）からTEを生検する方法が行われるようになった．最多で10個程度までの細胞を生検できるため，診断効率が向上することに加え，胚への侵襲軽減や，胚盤胞まで発生する胚が限定されるため診断経費の効率化にもつながり，多く用いられるようになった．その一方で，生検したTEが胎児に発生する内部細胞塊（inner cell mass：ICM）と同一の情報を有しているとはいいきれない懸念がある（**表1**）．また，モザイク胚についての議論もあり，胚の異数性およびモザイクの多いことが診断精度との相互の不安定要素として解決できない課題となっている．さらに，胚発生課題における修復能についても永遠の課題である．極体の生検については，侵襲が少ない一方で，母親側のみの限定的な遺伝情報であるなど制限が多いため，補助診断と

■表1　embryo stageと生検

採卵からの日数	d-0	d-1	d-2	d-3	d-4	d-5
卵子・胚発生	MII	前核期	4 cell	8 cell	桑実胚 morula	胞胚（胚盤胞）blastocyst
生検検体	第1極体	第2極体	割球 第2極体	割球	—	栄養外胚葉 trophectoderm
生検細胞数	1	1	1	1〜2	—	3〜10

しての意義をこえられない課題がある．

　遺伝子診断の技術については，生検した少数の細胞から抽出した稀少遺伝子に対して，①遺伝子増幅，②遺伝子解析の2段階のプロセスが要求されるが，課題の大半は前者の限界にある．

　その後に行われる遺伝子解析に必要な十分量のDNAを得るために，一般的に2回の増幅操作が必要となる．従来，Taqポリメラーゼを用いるポリメラーゼ連鎖反応（PCR）法による2段階の増幅法が，主として用いられてきた．

　特定の部位のみを増幅するPCR法に対して，近年，全体の遺伝子の増幅を網羅的に行う全ゲノム増幅（whole genome amplification：WGA）法が開発され，いっそう幅広い遺伝子領域の増幅が可能となった[3]．それによって，遺伝子診断の対象や領域の幅も拡大するに至った．WGA法も改良が加えられ，ランダムプライマーを用いてPCR法を基盤とする増幅法で行うDop-PCR法，GenomePLEX®法，PicoPLEX®法やPhi29 DNAポリメラーゼを用いるmultiple displacement amplification（MDA）法，Estポリメラーゼを用いるMalbac法など，多様な選択肢が生まれている．それぞれの方法で増幅効率や増幅される遺伝子産物の性質は異なるため，用いる遺伝子の解析法によって最適なWGAを選択する必要がある．また，全ゲノムの増幅といっても，すべての領域が増幅されているわけではなく，その増幅量も一定ではないことには留意する必要がある．

　増幅した遺伝子に対して遺伝子解析法で診断を行うが，この際に個々の事例で異なる特有の遺伝子型に対してテーラーメイドの診断法で対応することが求められる．表2に現状における解析法を示す．

　均一方法で多遺伝子部分を同時に解析する網羅的遺伝子解析も発展を遂げている．マイクロアレイ法と次世代シーケンサー（NGS）法による方法に大別されるが，困難な課題は多く残されていて，現状では染色体の異数性を含めた大きな異常を検出するにとどまっている[4,5]．

　マイクロアレイ法の選択肢としては，比較ゲノムハイブリダイゼーション（comparative genomic hybridization：CGH）法と，遺伝子多型を分析するsingle

■表2 遺伝子診断法

遺伝子型	患者/保因者	PGD
1. deletion	Southern blot PCR MLPA	multiplex-nested PCR TaqMan-multiplex PCR WGA-PCR
2. point-mutation	PCR-sequencing	nested PCR-sequencing PCR-TaqMan PCR WGA-PCR-sequencing WGA-TaqMan PCR
3. duplication	Southern blot MLPA	multiplex PCR-gene scan WGA-linkage analysis
4. triplet repeats	Southern blot PCR-sequencing PCR-gene scan	nested PCR-sequencing nested PCR-gene scan WGA-TP-PCR
5. mtDNA mutation	RFLP	TaqMan PCR pyrosequencing
6. chromosomal anomaly	karyotyping	FISH WGA-CGH WGA-SNP WGA-NGS

nucleotide polymorphism（SNP）アレイ法に大別される[4]．特に，SNPアレイ法は片親性ダイソミー（uniparental disomy：UPD）の鑑別や連鎖解析に対する有利性に期待がもたれている．NGS法による異数性診断プラットフォームが開発され，運用され始めているが，遺伝子増幅に基づく課題は多く残されており，解析ソフト上でのデータ分析によって異数性を読めるにとどまっている．今後，安定性や解析コスト面でも発展が期待される[5]．

現在の精度と課題

　PGDの最大の課題は，稀少生検細胞からのDNAを鋳型として診断を行うことに集約される．遺伝子解析を行うためには遺伝子増幅が必須であり，進化を遂げている遺伝子解析法の精度と幅が急速に向上したとしても，それ以前に遺伝子増幅の課題が与える影響は多大である．網羅的解析法や定量性を求められる遺伝子解析においては，特に遺伝子増幅の安定性が最も重要な課題となっている．

　診断が不可能または誤診断につながる理由として，①サンプリングエラー，②DNA抽出操作時の遺失，③生検細胞がフラグメンテーションである場合，

④増幅不良，⑤アレルドロップアウト（ADO）などがあげられる．また，生検細胞自体が不良細胞で遺伝子の破損が否定できない場合や，モザイク，さまざまなステージでの染色体異常の発生など，診断の間違いに通じる不安定要素も少なからず存在する可能性がある．定性的診断を目的とする場合でも，ADOが生じた場合に劣性遺伝病では疾患発症は免れるが，優性遺伝病の場合には罹患胚を移植する可能性につながる危険性がある．そのために，連鎖解析を併用するなどの手法が用いられることが多いが，なお完全に誤診断を否定することはできない．

　一方，染色体異常や重複型遺伝子変異など定量的診断を目的とする場合は，安定的に遺伝子増幅がなされていることが原則となるが，現状では，カバー率を高めると同時に定量性を担保できる増幅法は存在しない．マイクロアレイなどの網羅的解析法は微小変異には対応できず，異数性に代表される大きな染色体異常に対応できるレベルにとどまっている．NGSにおいても，増幅される一部の遺伝子のばらつきを解析ソフトウエア上で評価し，一応の分析結果に至らせているのが実情である．今後の発展を期待すべきであるが，なお，医療者も多様な要因から診断精度が完全でない可能性があることを認識し，臨床検査と同一の精度を有するものとして理解することには難があることをクライエントに伝える必要がある．

5　社会倫理的課題

　PGDは，両親の少なくともいずれかに遺伝的素因があるために，その児に病気が発症する可能性のある場合に対しての予防策として考えられた．技術の発展により対象の拡大は予測されたものの，適応の基準を明確に規定することは現実的に困難な面がある．もし，あらゆる対象に対してでもPGDを実施することを容認すれば，生物の多様性を否定することにもなりかねない．そのためにわが国では，重篤な遺伝病の保因者に限ってPGDの適応としてきた経緯がある．

　遺伝形質には，個性や自然環境・社会環境に対応するように変化する力があり，多様性が保たれている．しかし，そのなかで疾患につながる変異については常に医療のうえでも大きな克服課題である．遺伝子を改変する医療がなお不可能な現状では，診断によって医療介入の準備を可能とする利点もあるが，ときとして妊娠継続を困難にする判断につながることも大きな課題である．

　さらに，実際の対象の決定には日本産科婦人科学会の会告に基づき，1事例ずつ，2段階の倫理委員会での審議で決定する方法が行われてきた．重篤性を判断するうえでの実質的な判断基準は，「成人に至るまでに生活にきわめて大

■表3 着床前遺伝子診断を希望する疾患例

X連鎖性劣性疾患	常染色体優性遺伝疾患	先天性水頭症
Duchenne型筋ジストロフィー	筋強直性ジストロフィー	Zellweger症候群
副腎白質ジストロフィー	脊椎小脳変性症	CPS欠損症
Lesch-Nyhan症候群	骨形成不全症(II型)	ARC症候群
Wiskott-Aldrich症候群	網膜芽細胞腫	Joubert症候群
Menkes症候群		5αリダクターゼ欠損症
家族性血球貪食症候群	**常染色体劣性遺伝疾患**	
耳口蓋指症候群	福山型先天性筋ジストロフィー	**ミトコンドリア遺伝病**
先天性ミオパチー	先天性表皮水疱症	Leigh脳症
Pelizaeus-Merzbacher病	脊髄性筋萎縮症	
	ムコ多糖症(II型)	**染色体異常症**
X連鎖性優性疾患	MTHFR欠損症	相互転座
色素失調症	ピルビン酸脱水素酵素欠損症	Robertson転座
オルニチントランスカルバミラーゼ欠損症	成熟遅延骨異形成症	同腕染色体モザイク
	拘束性皮膚障害	染色体逆位
	グルタル酸尿症	

慶應義塾大学医学部および日本産科婦人科学会において倫理承認に至っていないもの，至らなかったものも一部含む．

きな支障をきたす可能性のある病態を呈すること」とされてきた．これに対し，2018年秋より実績のある施設を登録施設として認定し，そのうえで各事例を施設での審査以前に学会側で審査をすることに変更している．ヒトの医学系研究に関する倫理指針上は，研究実施施設に対して倫理委員会の要件を含め審議を義務づけているが，同時に会告で"臨床研究"を"医療行為"との文言に変更していることから，この倫理審査の目的が，科学的検証を求めるための研究の位置づけから診療への位置づけへ変わりつつあるとのメッセージと受け取ることもできなくはない．また，実質的に学会の倫理委員会で合否を判定することから，倫理委員会に過大な責務が生じ，医療上の過誤に対する補償などの将来起こりうる課題への不安が新たに生じるとの懸念の声もある．

　我々が取り扱っている疾患を示す（表3）が，疾患にはそれぞれ特殊性があり，遺伝子型と病態が必ずしも一致するとはかぎらないことや，病気によっては親から子へ伝播する際に病態の重篤性が変化する場合や，成人発症でも急速に重篤化する疾患もあるため，一様に判断することはむずかしい．求める側も審査する側も，その苦悩は大きい．

　ESHRE PGD Consortiumでは，倫理と法に関する一応の考え方を示している．そのなかには，浸透率の低い遺伝病，遅発発症の疾患，性別診断による生み分け，感覚器障害，臍帯血幹細胞移植を目的としたHLAタイプの選択など，多様な対象に対して明確に規定できない多くの適応が示され，慎重な対応を求めている．

PGDのなかには，たまたま発生する異常を検索するスクリーニングを目的として行うPGSが派生したが，現在，その目的はおもに流産につながる可能性の高い染色体の数的異常を対象としている．これに対しても，エビデンスは有益，無益の両論があり，今に至って結論づけられていない．

6 医療者としての責任と対応

　PGDは研究としての側面をもつが，あくまでもヒトに対する医療としての意味が大きい．したがって，これに携わる人々は，社会の一員としてのみならず医療者としての責任を負うことは間違いないことである．曖昧な結果の開示や情報の不完全な管理は避けなければならないが，社会的規範への配慮が必要であるとともに，実施される側の利益を守る立場としての努めなど，医師のみならず，関係者すべてが背負う責務である．

　遺伝学的情報の取り扱いには慎重な判断が求められる．遺伝子解析技術の発展はいっそう詳細な解析を可能とする方向にあり，いずれ網羅的に多様な遺伝情報を把握できる日は近いことが予測される．このなかで医療にかかわる情報をどの範囲でどのように取り扱うかを慎重かつ有効に考える必要がある．

　遺伝子情報の解釈がいっそう複雑かつ広範囲になり，前述したように技術的にも自施設での解析が困難になりつつある．しかし，前述したように外部の"検査会社"といわれる会社への委託も実際には"研究検体"としての請け負いであり，"臨床検査検体"として取り扱われてはいない．したがって，結果の信頼性を通常の臨床検査と同等のものとして解釈し，クライエントに伝えることは本来できない．伝えた結果の責任は医療サイドにあり，委託会社にないことを留意しなければならない．そのうえでも，遺伝カウンセリングは，事前事後に求められる．

　対象となる遺伝子情報が正しい解析情報であるか，解析方法の選択は正しいか，そして精度への責任と結果を伝える際にその意味を正しく伝えられるか，などの慎重な対応が必要になる．クライエントは，その伝えられる情報を基に，移植胚の選択に対する同意や妊娠した際に出生前診断を行うかなどの選択肢について判断することになる．生命にかかわり医療に携わる医療者としての責務はきわめて大きなものであることを認識する必要がある．この責務に関するトラブルは，海外においては法的な争議にも発展しており，重大な過失があった場合にその補償の財源の根拠も不明瞭であるのが実情である．

おわりに

　生殖医療は細胞の操作から情報の管理へと発展的に進化を遂げようとしてい

る．その根幹となる遺伝情報は急速に医療全体に浸透し，重要な役割を担うようになりつつある．

その一方で，人間のエゴイズムが自然の摂理を変え，自身の希望や都合だけで遺伝情報が利用されるようになることに対しては危惧する声が少なくない．技術は応用すべきものであるが，その際に技術が本当に我々の幸福のために使われるのかについて再度熟慮する必要がある．

その意味で，PGDは新たな生命に対する介入の第一歩であることに相違ないことから，それに携わる医療人が十分な注意と配慮の下に実施することが求められている．

参考文献

1) McArthur, S.J., Leigh, D., Marshall, J.T., de Boer, K.A., Jansen, R.P.：Pregnancies and live births after trophectoderm biopsy and preimplantation genetic testing of human blastocysts. *Fertil. Steril.*, **84**：1628〜1636, 2005.
2) Harper, J., Coonen, E., De Rycke, M., Fiorentino, F., Geraedts, J., Goossens, V., et al.：What next for preimplantation genetic screening (PGS)? A position statement from the ESHRE PGD Consortium steering committee. *Hum. Reprod.*, **25**：821〜823, 2010.
3) Hughes, S., Arneson, N., Done, S., Squire, J.：The use of whole genome amplification in the study of human disease. *Prog. Biophys. Mol. Biol.*, **88**：173〜189, 2005.
4) Fiorentino, F., Spizzichino, L., Bono, S., Biricik, A., Kokkali, G., Rienzi, L., et al.：PGD for reciprocal and Robertsonian translocations using array comparative genomic hybridization. *Hum. Reprod.*, **26**：1925〜1935, 2011.
5) Fiorentino, F., Biricik, A., Bono, S., Spizzichino, L., Cotroneo, E., Cottone, G., et al.：Development and validation of a next-generation sequencing (NGS)-based protocol for 24-chromosome aneuploidy screening of embryos. *Fertil. Steril.*, **101**：1375〜1382, 2014.

2
網羅的手法による次世代型着床前診断

倉橋浩樹
藤田医科大学　総合医科学研究所　分子遺伝学研究部門

はじめに

　わが国の着床前診断は1998年に日本産科婦人科学会が承認し，2004年に第1例が実施された．当初は，重篤な遺伝性疾患児を出産する可能性のある遺伝子もしくは染色体を保因する夫婦が対象とされていた．2006年にその適応が均衡型染色体構造異常に起因すると考えられる習慣流産に拡大され，急速に普及し，現在は，夫婦の一方が染色体転座をもつ反復流産に対する実施数が，重篤な単一遺伝子病をはるかに凌駕している．着床前診断は3日目の初期胚（8細胞期）での割球生検を材料とし，FISH法もしくは抽出したDNAで遺伝学的検査によって判定されてきたが，たった割球1細胞を材料としていたため，その精度に限界があった．また，診断が正しくなされても，卵子が本質としてもっている異数体などの染色体異常が，加齢依存性に頻度が高くなるため，流産を繰り返したり，学会の審査を待っている間に加齢が進行し，移植可能胚が減少してしまうという問題もあり，成績も向上しなかった．

　近年，培養技術の進歩により胚盤胞生検が可能となった．5日目の胚盤胞期には細胞数は100ほどになり，すでに将来の胎児になる内細胞塊（ICM）と胎盤を形成する栄養外胚葉細胞（TE細胞）とが顕微鏡下で区別がつく．そのTE細胞を複数採取して材料とすることが可能となり，ゲノム解析技術の進歩とあいまって，胚盤胞生検とマイクロアレイや次世代シーケンスなどの網羅的ゲノム解析との組み合わせにより全染色体が俯瞰できるようになり，成績が急速に向上している．

1　全ゲノム増幅の壁

　ただ，アナログからデジタルへの移行はそう一筋縄ではいかなかった．少数細胞を材料にして全染色体解析を行うには，全ゲノム増幅（WGA）というス

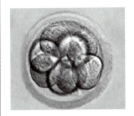
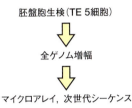
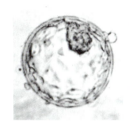
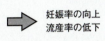

■図1 網羅的手法による着床前診断のコンセプト

テップが必須である（**図1**）．いくつかの全ゲノム増幅法があり，代表的な方法としては，全ゲノムを断片化して両端にリンカーを連結し，全体をPCR法で増幅する方法と，合成した鎖を剥がしながら合成を続けるという性質をもったファージ由来のPhi29 DNAポリメラーゼを利用する方法がある．後者は長いDNAを合成することができるので，現在でも単一遺伝子病の着床前診断に利用されている．しかし，これらのいずれの方法も，塩基配列特異的な増幅バイアス，すなわち増えやすい配列のDNAは増えるが，増えにくいところは増えない，という大きな問題がある．とくに，染色体構造異常による習慣流産の染色体解析は，不均衡転座などによる染色体末端部の比較的小さな領域の，0.5～1.5倍の量的変化を同定する必要があり，方法論による増幅バイアスによるアーチファクトは解析結果に致命的な影響を与えることになる．

　筆者らの研究室では，網羅的着床前診断の実用化に向けて，染色体異常が既知の細胞株を用いて，数細胞からのWGA産物の解析をすることで，WGAの至適化を行ってきた．そんななかで，2012年にMALBACとよばれる方法が開発されブレイクスルーとなった[1]．この方法では，すでに合成された新生鎖を鋳型にした合成DNAは，元のプライマーの裏鎖の部分でDNA合成が終了する．合成された新生鎖は，5'側にはプライマー配列，3'側にはその相補的配列をもつこととなり，次のDNA合成サイクルではループを作ることで過生成を防ぐエレガントな方法である．この方法でWGAの増幅バイアスが少なくなり，定

量性が飛躍的に向上した．このMALBACの開発で，ようやく網羅的手法による着床前診断が臨床検査の精度にほぼ近づいた．現在，染色体の量的解析に使われているのはほとんどがMALBACの変法である．一方，単一遺伝子病の解析は，従来のPhi29 DNAポリメラーゼを利用するWGAの産物で行っている．

2 網羅的ゲノム解析

1｜マイクロアレイ

　我々はまず，マイクロアレイ染色体検査を応用することからスタートした．前述のように，WGAの一番の問題点は増幅バイアスであるが，アレイ比較ゲノムハイブリダイゼーション法（アレイCGH）は，検体とコントロールとを別の蛍光色素で標識し，等量混合し，マイクロアレイにハイブリダイゼーションを行い，その蛍光強度を比較して定量する方法である．この方法だと，WGAの塩基配列特異的増幅バイアスにより増えやすい領域は，検体でもコントロールでも増えやすいので，増幅バイアスが緩衝されるリーズナブルな方法である．筆者らは最初に，先天異常の領域でその安定した検出力に定評のあるオリゴ・マイクロアレイを用いて検討したが，ノイズが大きくてシグナルは小さく，臨床目的として使えるような結果ではなかった．おそらく，増幅バイアスは配列非特異的な，ストキャスティック（確率論的）な要素も大きいのだと考えられた．

　次に，BACアレイを使ってみた．BACプローブのサイズが200 kbと大きいため，配列特異的増幅バイアスのみならず，非特異的なバイアスも緩衝するのではないかという理由からである．予想通り，BACアレイによるアレイCGHは安定して検出することができた．ただ，そのダイナミックレンジは満足できるデータではなく，染色体全長の本数の異常，すなわち異数体の検出は問題なく可能であるが，目的である不均衡転座の検出力に関しては，とても満足できる状況ではなかった[2]．

2｜次世代シーケンス

　そんななかで，網羅的ゲノム解析は急速に次世代シーケンス（NGS）の時代へと進化した．NGSは，シーケンスという質的解析と同時に，リード数による量的解析ができることが強みである．ショートリードのNGSの染色体解析への応用は，無侵襲的出生前遺伝学的検査で急速に普及した．ご存知のように，母体血中には胎盤由来のDNAの断片が循環しているが，同時に母体由来のDNA断片と共存し，5～10%程度が胎児由来である．従来は，このなかの胎児由来DNAをいかに区別して胎児の遺伝子型を判定するかに研究の焦点があて

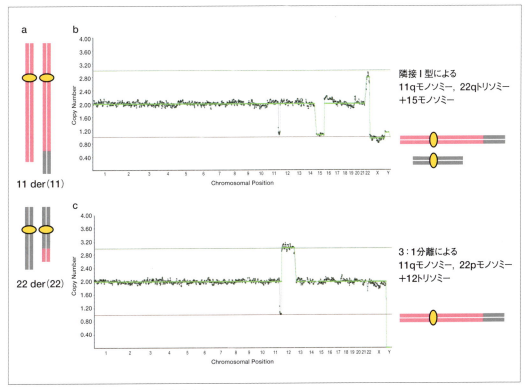

■図2 t(11;22)(q23;q11)の着床前診断
a:均衡型 t(11;22).
b:隣接Ⅰ型による 11q モノソミー,22q トリソミー.転座と無関係な 15 モノソミーも合併している.
c:3:1 分離による 11q モノソミー,22p モノソミー.22p のモノソミーの検出感度が悪い.この領域に領域特異的反復配列が多いためである.転座と無関係な 12 トリソミーも合併している.

られていたが,NGSの登場でコンセプトがコペルニクス的に転回した.胎児由来DNAを区別する必要はなく,ただひたすら断片を大量にシーケンスし,ヒトゲノムにマップして定量すれば,正常核型をもつ胎児の妊娠とトリソミーの妊娠の場合との間で,その染色体のリード数に微妙な量的差異が出るであろうから,それを検出するというコンセプトである.

同じ発想で,少数細胞からのWGA産物による染色体解析が可能である(図2).各染色体に末端部から1Mbごとにウインドウを設定し,リードをマッピングして定量化してゆく.たとえば,転座切断点が染色体末端から10Mbの位置にあれば,それによる不均衡転座は末端部より10Mbの端部部分モノソミーもしくは端部部分トリソミーになるため,連続する10個のウインドウのデータの増減として検出されることになる.この方法はマイクロアレイ染色体検査と比較して,ノイズが小さく,ダイナミックレンジも広くて,安定したデータを出すことが可能である.すなわち,検出感度は不均衡領域のサイズに大きく

依存する．理想的には 10 Mb 以上の大きさがあってほしいが，5 Mb 程度でも検出可能である．不均衡転座の場合は，かならず 2 つの転座染色体の不均衡部位がペアで検出されるはずなので，一方の不均衡部位が小さくても，他方が大きければ問題ない．流産胎児や家系内の不均衡転座の患者の検体があると，プレ実験で検出感度を確認することができる．染色体によっては，不均衡領域に反復配列が多いなどの検出感度の悪い染色体もある（**図2**）．胎児の全ゲノムシーケンスということになるので，倫理的な問題を指摘する声もきかれるが，染色体解析では全ゲノムのたかだか x0.02 のカバレージ，すなわち 1/50 程度しかシーケンスを読んでいないので，この方法で胎児のゲノムが丸裸になるというわけではないのである．

網羅的着床前診断の問題点

　実際に解析を進めていくと，いくつか問題点が生じてきた．最大の問題点は，体細胞モザイクによる異数体が高頻度にみつかってくることである（**図3**）．筆者らも，廃棄卵を用いた研究で，1 つの胚の TE と ICM との染色体データの比較や，複数の位置から TE 生検を行った比較実験を行ったが，受精卵に起因する異常に関してはすべてのサンプルにおいて共通する所見として検出されるが，その後の体細胞分裂の過程で起きたと思われるモザイクの異数体に関しては，多くが TE/ICM 間，TE/TE 間で一致しないという結果であった．モザイク異常に関しては，TE 生検で胎児染色体は予測不可能ということになる．しかし，実際には，移植してみると半分程度が異数体というようなモザイク胚であっても，健康な生児を獲得することができることもあるというデータが報告されている[3]．多くの染色体異常は細胞レベルで淘汰されているという解釈になる．そういう意味では，逆に軽度の異常のほうが妊娠が維持されて先天異常児の出生に至るリスクがあるので，モザイク異常は，十分な遺伝カウンセリングのなかで優先順位をつけて移植可能胚としていくことになるのであろう．モザイク胚の扱いに関しては，PGDIS（Preimplantation Genetic Diagnosis International Society）がガイドラインを出しているので参照されたい[4]．

　部分的なコピー数異常のモザイクも高頻度で検出され，セグメンタル・モザイシズムという新たな概念が提唱されている．新生児で構造異常のモザイクがみつかることはきわめてまれなので，これらの異常細胞の多くは胚の成長の過程で淘汰されてゆくのであろう．体細胞分裂の過程で構造異常が発生していることは，その発生メカニズムとして学術的に大変興味深い．その他の問題点としては，NGS による染色体解析では倍数体の区別がむずかしいことがあげられる．3 倍体などの倍数体は，流産胎児でみつかる染色体異常としては無視でき

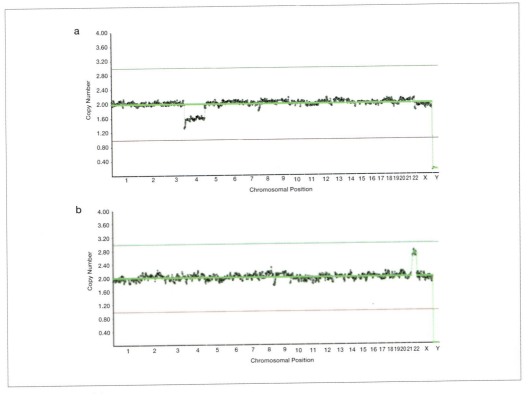

■図3 モザイクの例
コピー数の中途半端なデータとして，全体の 30〜40% にみられる．
a：モノソミー 4．TE 細胞 5 細胞の生検サンプルからの WGA 産物と考えた時，40% 程度なので，2 細胞がモノソミー 4 であると考えられる．
b：トリソミー 22．同様に 80% 程度なので，4 細胞がトリソミー 22 であると考えられる．

ない頻度を占めるので，その検出がむずかしいことは，今後，何らかの工夫が必要となってくるであろう．

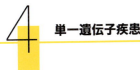

単一遺伝子疾患

　単一遺伝子疾患の着床前診断に関しても，割球生検から胚盤胞生検に変わったことで精度が劇的に向上した．割球生検のように，たった1細胞由来のゲノム DNA を鋳型にした場合，最大の問題点はアリルドロップアウトとよばれる，アリル間の増幅バイアスによる誤判定であった．しかし，胚盤胞生検で複数の TE 細胞由来のゲノム DNA を材料にすることで，アリルドロップアウトによる誤判定の心配はなくなった．

　さらに精度を高める工夫として，直接法のみではなく，責任変異の近傍にあ

る複数の多型マーカーを利用した間接法を併用することにしている．間接法には，マイクロサテライトマーカーのような短い順方向繰り返し配列（STR）多型を利用する．責任変異の近位側と遠位側に複数の多型マーカーを準備し，家系ごとにプレ実験による検討をして，遺伝子型判定に使えるマーカーを確定しておく必要がある．そのためには，プレ実験において，夫婦の検体のみならず，家系内の患者のサンプルが必須となる．患者がすでに亡くなっておられる場合は，日本においてはへその緒を利用することができる．また，たとえばエクソン単位の欠失・重複のようなゲノム構造異常のようなバリアントが責任変異となっている家系の場合，直接法として通常のサンガー法が使えないので，筆者らは必ずジャンクションを特異的に検出するPCRの系のセットアップを試みているが，それが困難な家系などでは，この間接法が必須となる．

　この間接法も，網羅的ゲノム解析の進歩により方法論が大きく変化した．全ゲノムSNPアレイの応用である．STRマーカーの場合はプレ実験で使えるマーカーを決めておく必要があるが，SNPアレイの場合は共通のアレイプラットフォームに全染色体上にマップされている大量のSNPマーカーが搭載されているため，家系ごとのマーカーの選択が不要である．また，この方法は全染色体のハプロタイプのデータも得ることができるため，理論的には染色体の異数体も検出することが可能である．染色体の異数体が増えてくるような高年のクライアントの場合は，NGSによる染色体の量的解析を併用したいところだが，染色体解析用のWGA増幅DNAは，定量性には優れるものの，ゲノムの限られた領域のみしか増幅されておらず，単一遺伝子病の解析に必要な部位が増幅されていないことが多い．Phi29 DNAポリメラーゼによるWGA増幅DNAは，量的解析には不向きであるが，本方法によりハプロタイプからモノソミーやトリソミーなども推測できるので，高年のクライアントの場合にはこの方法を提案しているが，コスト面での課題が残される．現在，世界中でこぞって単一遺伝子の変異解析と染色体の量的解析の同時解析法を開発しているので期待したい．

5　わが国の動向

　筆者らは，Japan PGT Consortium（JAPCO）を組織し，着床前診断の全国共同研究を展開している．着床前診断は，日本産科婦人科学会の「「着床前診断」に関する見解」をガイドラインとして行われている．従来は，採卵，体外受精，生検，そして診断と胚移植までを一つの施設のなかで完結することを前提としていたが，2015年の見解の改訂で，診療施設と解析施設とを分離することが可能となった．筆者らの研究室では，共同研究の解析施設として，疾患遺

伝子網羅的解析センターを立ち上げ，2台の次世代シーケンサーを稼働させて，次世代シーケンスによる着床前診断を全国の多くの診療施設に提供している．クライアントが居住している地域の診療施設，とくに北海道や九州地方の診療施設との共同研究での診療体制が整備できたことで，クライアントには選択肢の幅が拡大した．また，以前は海外の検査会社に解析を依頼したがために種々のトラブルがあったと伝え聞いているが，このシステムにより全国レベルでの解析の標準化ができている．いずれは，ESHRE（欧州生殖医学会）のPGTコンソーシアムのように，日本の着床前診断の治療成績や長期予後に関するデータをまとめて公表していきたいと考えている．

　一方で，わが国の着床前診断は多くの課題を抱えている．一つは，着床前スクリーニングである．技術的にはまったく同じ手法を用いた全染色体のスクリーニングだが，対象が特定の遺伝病や染色体の構造異常の保因者ではなく，一般の習慣流産や不妊治療不応例，さらには高年において妊娠を希望される場合にまで適応を拡大することが可能であり，着床前スクリーニングとよんでいる．欧米ではすでに着床前スクリーニングの頻度が着床前診断を上回っている．わが国では，日本産科婦人科学会が主導の特別臨床研究として開始し，筆者らの施設も解析施設として参加しており，現在，ランダム化試験に向けての準備が進行している．

　単一遺伝子病の対象疾患に関しては，海外では，遺伝性腫瘍症や神経変性疾患などの成人発症の疾患の家系においても着床前診断の対象と考えられているが，わが国ではまだ議論にもあがらない状況である．クライアントからは保因者胚の扱いに関する要望も多くみられる．JAPCOはこのようなクライアントの声を拾い上げ，日本産科婦人科学会へ提言してゆくようなことも役割の一つとして考えている．着床前診断にかかる高額な費用も大きな問題の一つである．イギリスのように，公費負担で行っている国もある一方で，ドイツのように着床前診断自体に非常に慎重な姿勢を示している国もある．日本では，まだ検査や診療の質を維持するためには自由診療のなかで行う必要があるのかもしれない．

おわりに

　出生前診断による身体的，心理的負担を軽減する目的で開発された着床前診断は，その目的が達成されると裏腹に，病的バリアントをもつ受精卵を安易に排除可能であることが理由で，優生学的な考え方に陥りやすいことが懸念されている．さらには，病的バリアントのみならず，エンハンスメントとよばれるような個の特性を選択する方向に進む懸念もあり，デザイナーズベイビーのようなことも技術的には可能である．前述のように，全ゲノムのたかだかx0.02のカバレージでしか読んでいないので，現時点では不可能であるが，次世代

シーケンスの費用はどんどん低価格化しており，いずれは可能となるであろう．しかし，人間の欲望は，受精卵ゲノム編集へととどまるところを知らない．このように，着床前診断のような受精卵を扱う技術は常に同時進行で倫理的な問題を議論しつつ，安易に受精卵を扱う技術が拡大しないよう，ある種のレギュレーションは必要になるであろう．認定遺伝カウンセラーのように中立的な立場でクライアントに選択肢を提示できる人材育成や，一般市民への教育的活動も並行して進めていく必要がある．一方で，「選ばない」という選択肢の存在も大切にしていくことが重要であると考えている．

参考文献

1) Zong, C., Lu, S., Chapman, A.R., Xie, X.S.：Genome-wide detection of single-nucleotide and copy-number variations of a single human cell. *Science*, **338**(6114)：1622〜1626, 2012.
2) Kurahashi, H., Kato, T., Miyazaki, J., Nishizawa, H., Nishio, E., Furukawa, H., Miyamura, H., Ito, M., Endo, T., Ouchi, Y., Inagaki, H., Fujii, T.：Preimplantation genetic diagnosis/screening by comprehensive molecular testing. *Reprod. Med. Biol.*, **15**(1)：13〜19, 2015.
3) Greco, E., Minasi, M.G., Fiorentino, F.：Healthy Babies after Intrauterine Transfer of Mosaic Aneuploid Blastocysts. *N. Engl. J. Med.*, **373**(21)：2089〜2090, 2015.
4) PGDIS position statement on chromosome mosaicism and preimplantation aneuploidy testing at the blastocyst stage. PGDIS Newsletter, July 19, 2016.
 http://www.pgdis.org/docs/newsletter_071816.html
5) 日本産科婦人科学会：「着床前診断」に関する見解
 http://www.jsog.or.jp/ethic/chakushouzen_20150620.html

3
エピジェネティクス研究とその展望

堀居拓郎，畑田出穂

群馬大学生体調節研究所　生体情報ゲノムリソースセンター　ゲノム科学リソース分野

はじめに

　生物の遺伝現象を研究する学問を遺伝学（ジェネティクス）という．我々の体は，遺伝子という設計図を元に作られており，遺伝子はDNAで構成されている．DNAの塩基配列は外的あるいは内的要因により変化を生じることがあるが，その変化は細胞分裂を介して，あるいは個体を通して次世代に受け継がれる．一方，エピジェネティクスとは，DNAの塩基配列の変化によらずに後から加わった修飾により遺伝子発現を制御・伝達する仕組みあるいはその学問のことを指す．エピジェネティクスの主な制御機構として，DNAのメチル化やヒストン修飾があげられる．

　本章では，エピジェネティクス，特にDNAのメチル化を中心とした仕組みについて述べる．また，エピジェネティック修飾が何らかの原因で変化すると，DNAの塩基配列が変化した時と同様，さまざまな疾病を引き起こすことが知られており，それらについても紹介する．

1　エピジェネティクスとは

　エピジェネティクスのエピ（epi-）は「後で」や「上に」という接頭語であり，ジェネティクス（genetics）は遺伝学を意味する．したがって，エピジェネティクスは，遺伝子の上に後からついた修飾に関する学問ということになる．意味的にはこれで正しいように思えるが，実は単語の成り立ちは少し違う．

　発生学には，かつて前成説と後成説という2つの考え方があった．前成説とは，もともと子供の体のなかには小人のようなもの（例：ホムンクルス）があって，それが成長するという考え方である．一方，後成説とはそういった構造物が最初はなく，発生過程で次第に形作られるとするものである．今では後成説が当たり前となっているが，当時受精卵からどうやってさまざまな臓器が

形成されるのか，説明することはできなかった．1942年，イギリスの発生生物学者であるWaddingtonは，「遺伝子が表現型を作るために周辺環境とどのように相互作用するのか」を表現するために，後成説（epigenesis）と遺伝学（genetics）を組み合わせて，エピジェネティクスという用語を提案した[1]．その後，彼はエピジェネティック・ランドスケープという概念的な地形図（山の頂上から谷を転がり落ちるボール）を考案し，以下のように説明している．「山の頂上にあるボール（細胞）は，未分化で全能性が高く可塑性があるが，谷を下るにしたがって細胞は分化し始め可塑性が低くなる．つまり，全能性の細胞がこの地形の谷を下るにしたがって，神経，血液，筋肉などさまざまな細胞へと分化し，一度分化した細胞は容易に別の細胞には分化できない（隣の谷には移れない）」．すなわち，細胞自身は変わらないが，それを制御するものがなければ後成説を説明できないと考えたのである．当時はDNAが体の設計図であることがまだ明らかではなかったため，やや曖昧な概念のように思えるが，ボールをDNAに置き換えると，DNAは変わらないが，分化過程でさまざまな修飾を受けるという，まさにエピジェネティックな現象を示している．

　その後，エピジェネティクスは複数の研究者たちによって定義づけられてきたが，現在では，"An epigenetic trait is a stably heritable phenotype resulting from changes in a chromosome without alterations in the DNA sequence（エピジェネティックな特性とは，DNA塩基配列の変更を伴わない染色体の変化に起因する安定した遺伝性の表現型を示すもの）"という考え方が一般的である[2]．エピジェネティック修飾には，DNAメチル化，ヒストン修飾などがあるが，これらによる遺伝子発現の制御機構はまだ完全には明らかとはなっていない．しかし，たとえば転写を抑制する場合，DNAのメチル化，転写因子の結合抑制，メチル化DNA結合蛋白（MBD）を介したヒストン脱アセチル化酵素のリクルート，ヘテロクロマチン蛋白のリクルート，ノンコーディングRNAの転写などがかかわっていることがわかってきた．

2 DNAメチル化

　脊椎動物のゲノムDNAにおいては，シトシン-グアニン（CpG）配列のシトシンの5位がしばしばメチル化されている（5-メチルシトシンまたは5mCと表記される）．本章では，「DNAのメチル化」と表記した場合，CpGのメチル化を指すことにする．ほとんどのCpGは非遺伝子のリピート配列に存在するが，一部はハウスキーピング遺伝子や組織特異的遺伝子のプロモータ領域に位置しており，遺伝子発現を制御する役割を担っている．遺伝子発現の制御はいくつかのシステムから成り立っているが，DNAのメチル化はクロマチン構造や遺伝

子発現制御を決定するエピジェネティックな特徴である．

　DNAのメチル化は，クロマチン修飾よりも安定的に維持されるため，インプリント遺伝子やトランスポゾン，不活化したX染色体などでみられる．DNAのメチル化は安定でありながら，可塑性もあるため，たとえば胚発生や分化の過程で変化し，ときには環境の変化や老化によっても変化することがある．環境によって変化する例として，妊娠中のマウスにゲニステイン（イソフラボンの一種）を与えると，胎仔のDNAメチル化に影響を与えるという報告がある．この研究では，毛色を決定するアグーチ遺伝子の上流にIAPというレトロトランスポゾンが挿入されたマウスを使っていて，アグーチ遺伝子の発現はIAPにある6カ所のCpGのメチル化状態によって制御されている．通常食では毛色が黄色の子供が多く産まれるが，ゲニステインを多く含んだエサを母親に摂取させると，IAPの高メチル化を生じ，アグーチ（野生色）の子供が増える．DNAのメチル化を維持したり，新たに書き換える仕組みには，DNAメチル化酵素や脱メチル化酵素が関与する．

DNAメチル化酵素（メチル基転移酵素）

　哺乳類では，DNAのメチル化を維持する維持型メチル化酵素と新たにメチル化を加える de novo（新生）型メチル化酵素が報告されている．DNMT1（DNA methyltransferase 1）は維持型メチル化酵素として知られており，C末端側に触媒領域を，N末端側に制御領域をもつ（図1）．細胞分裂のためのDNA複製において，新たに合成された娘鎖はまだメチル化されておらず，この状態をヘミメチル化状態という（ヘミは「半」の意）．もし，このままDNA複製を繰り返すと，メチル化のない娘鎖が増えてしまい，受動的な脱メチル化が生じてしまう．DNMT1はNp95（UHRF1）とともにヘミメチル化二本鎖DNAに結合し，親鎖と同じメチル化を娘鎖に付与する．これにより，親鎖と同じメチル化模様を娘細胞に受け継いでいくことが可能となる．

　一方，発生初期には新たにメチル化模様が形成されるが，ここでは de novo 型メチル化酵素であるDNMT3aおよびDNMT3bが関与する．両者はC末端側に触媒領域を，N末端側にPWWP（Pro-Trp-Trp-Pro）やPHD（plant homeo-domain）といった制御領域を含む（図1）．PWWPはDNA結合，PHDは他の蛋白と相互作用を行う部位であると考えられている．DNMT3lはDNMT3aやDNMT3bと比べて短く，単独ではDNAメチル化活性をもたないが，DNMT3aと協力して生殖細胞のインプリント遺伝子座の de novo メチル化を行うことが分かっている．また2016年には，マウスにおいてDNMT3cが発見された．DNMT3cは元々DNMT3bの偽遺伝子と考えられていたが，雄性生殖細胞で発

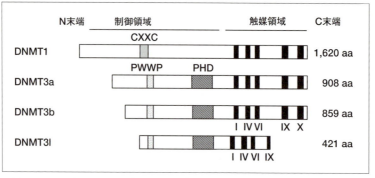

■図1 DNMT（DNAメチル基転移酵素）の構造と各ドメイン

現し，侵入してきたレトロトランスポゾンをメチル化により不活化して生殖細胞を保護する働きがあるとされている．

　マウスを使った遺伝子破壊実験によると，DNMT1ノックアウトマウスは胎生8.5日，DNMT3bノックアウトマウスは胎生13.5〜16.5日で致死となる．また，DNMT3aノックアウトマウスは，出生には至るものの，生後4週齢で死亡する．このことから，これらのメチル化酵素は胚発生に必須であることが明らかである．一方，DNMT3lのノックアウトマウスは正常に発生し，生存することができるが，生殖細胞のインプリント遺伝子のメチル化異常を引き起こす．

4　DNA脱メチル化酵素

　DNMTによるメチル化機構は1990年代後半から明らかになったが，脱メチル化機構については長年不明であった．その間さまざまな脱メチル化モデルが提唱されたが，再現性に乏しかったり，特定の細胞や時期に限定されるものであった．しかし，2009年に，TET（ten-eleven translocation）ファミリーのジオキシゲナーゼによる5-メチルシトシンの一連の酸化反応が脱メチル化につながることが報告され，現在ではもっとも有力な脱メチル化機構と考えられている．TETは，C末端側にジオキシゲナーゼドメインを保有する（図2）．また，TET1とTET3は，メチル化していないCpGを認識するCXXCドメインをもつ．一方，TET2はCXXCドメインをもたないが，隣接するCXXC4という遺伝子により機能を補っている（CXXC4とTET2は，進化の過程で分離されたと考えられている）．

　5mCの脱メチル化は，水酸化酵素であるTETによる一連の酸化反応により行われる．すなわち，5mCから，5-ヒドロキシメチルシトシン（5hmC），5-

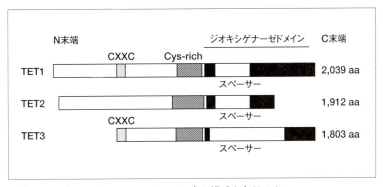

■図2 TET（Ten-eleven translocation）の構造と各ドメイン

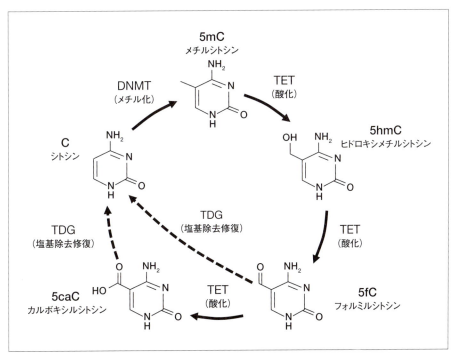

■図3 シトシンのメチル化および脱メチル化機構

フォミルシトシン（5fC），5-カルボキシルシトシン（5caC）を生成する（図3）．最終的には，これらの酸化シトシンはチミンDNAグリコシラーゼ（thymine DNA glycosylase：TDG）による塩基除去修復機構により，シトシン（C）に変換されると考えられている（図3）．

TETは3つのファミリー（TET1，TET2，TET3）からなる．TET1は初期胚やES細胞で多く発現する．TET2は幅広い組織で発現している．一方，TET3は，卵母細胞，肺，脾臓，膵臓などで強い発現がみられる．ノックアウトマウスを

用いた研究では，TET1またはTET2を破壊しても個体発生できるが，TET3を破壊すると胎生致死となることが知られている．また，TET1ノックアウトマウスあるいはTET1とTET2のダブルノックアウトマウスでは，始原生殖細胞におけるインプリント遺伝子のメチル化異常が生じることから，TET1はインプリント遺伝子のメチル化消去にかかわっていると考えられる．一方，TET3はノックアウトマウスの研究から，受精直後に精子由来ゲノムを特異的に脱メチル化することが分かっている．また，3つのTETすべてを不活化したマウスでは，中軸中胚葉の成熟異常や沿軸中胚葉の指定異常と関連した原始線条のパターン形成異常などを生じることから，TETはDNMTと同様，発生過程において重要な役割を担っていることが明らかとなった．

5 ヒストン修飾

1つの細胞のなかのDNAは，伸ばした状態ですべてあわせると2mという長さになるので，ヒストンという樽状の蛋白質に巻きついた状態で核内に収納されている．具体的には，DNAが4種類のコアヒストン（H2A，H2B，H3，H4）からなるヒストン8量体に巻きついて，ヌクレオソームを形成している（図4）．それぞれのヌクレオソームはリンカーDNAによってつながれているが，リンカーDNAには，リンカーヒストンであるヒストンH1が結合している．そして，これらのヌクレオソームが集まってクロマチン，さらに染色体を形成する（図4）．ヒストンのコア領域に含まれないN末端はヒストンテールとよばれ，アセチル化，メチル化，ユビキチン化，リン酸化およびSUMO化など，さまざまな翻訳後修飾を受けている．そして，ヒストン修飾を受けている場所と種

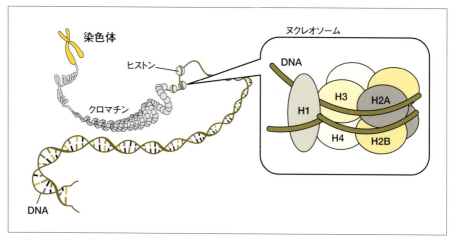

■図4 染色体の構造

類の組み合わせは一種の暗号のようになり，さまざまな細胞機能が発揮されると考えられている．このような考え方は，ヒストンコード仮説（またはヒストン暗号仮説）とよばれ，これらの修飾によりクロマチン構造が変化し，エピジェネティックな遺伝子発現制御が行われると考えられている．以下に，ヒストン修飾の代表例を述べる．

1｜ヒストンアセチル化

ヒストンがアセチル化すると，一般的に遺伝子の発現は促進される．ヒストンアセチル基転移酵素（histone acetyltransferase：HAT）は，ヒストンテールにアセチル基を付加し，ヌクレオソーム間の相互作用を緩めることで，RNAポリメラーゼがプロモータ領域に結合しやすくなり，転写が活性化される．転写を活性化するアセチル化の代表例としては，ヒストンH3の9番目のリジン（H3K9）のアセチル化がある．一方，アセチル化されたヒストンは，ヒストン脱アセチル化酵素（histone deacetylase：HDAC）により脱アセチル化される．通常ヒストンは脱アセチル化されており，転写の活性化が必要な時にアセチル化されると考えられている．

2｜ヒストンメチル化

ヒストンのメチル化は，ヒストンメチル基転移酵素（histone methyltransferase：HMT）により行われるが，アセチル化とは異なり，遺伝子発現が抑制される場合と，促進される場合がある．たとえば，SUV39Hなどのメチル化酵素によりヒストンH3の9番目のリジン（H3K9）がメチル化されると，HP1（heterochromatin protein 1）が結合し，さらにHDACを呼び寄せ，転写は抑制される．一方，Set1というメチル化酵素によりヒストンH3の4番目のリジン（H3K4）がメチル化されると，転写は活性化される．また，メチル化は存在領域によりその個数（モノ，ジ，トリメチル化）が異なる．たとえば，H3K4では，モノメチル化（H3K4me1）はエンハンサー領域に，ジメチル化（H3K4me2）はエンハンサー領域とプロモータ領域の両方に，トリメチル化（H3K4me3）はプロモータ領域に存在する．

エピジェネティクスと疾病

エピゲノムの変異による疾患は，癌，肥満，糖尿病，自閉症，自己免疫疾患，精神疾患，インプリント疾患など数多くあるが，ここでは発生初期〜妊娠期の環境が関係する疾患について述べたい．

Barkerは，「受精，胎児期から乳幼児期にかけての栄養状態や化学物質など

によるストレスは，成人病の発症リスクを上昇させる」という説を提唱した．この説は，さらにDOHaD（developmental origins of health and diseases）仮説へと発展し，「将来の健康や特定の病気へのかかりやすさは，発達過程の環境の影響を強く受けて決定される」と今日では考えられている．そして，発達過程に受けたストレスは，エピゲノム変異として記憶され，その後も維持されることにより，成人病になりやすくしていると考えられている．実際にマウスを使った実験では，乳児期の母乳成分により，糖脂質代謝改善作用を有するfibroblast growth factor 21（*FGF21*）の遺伝子がDNA脱メチル化を受け，さらにいったん確立されたDNAメチル化模様がその後も維持されて，成獣期の肥満の発症に関連することが明らかにされている．

一方，高度生殖補助医療（ART）によるエピジェネティック疾患の発症率の上昇も指摘されている．たとえば，インプリント疾患であるBeckwith-Wiedemann症候群（BWS）やAngelman症候群（AS），Silver-Russell症候群（SRS）は，高度生殖補助医療により発症頻度が上昇するという報告がある．BWSやSRSは*H19/IGF2*インプリンティング領域が，ASは*SNRPN*遺伝子近傍のDNAメチル化の変異により生じる．また，体外胚培養液の組成の違いによりエピジェネティック変異の発症頻度が異なることも報告されている．しかし，ARTを受ける患者では元々エピゲノム変異が生じている可能性も否定できないため，ART自体がエピゲノム変異をもたらすかどうかは，今後よく見極める必要があるだろう．

エピゲノム変異による疾患の一部では，DNAメチル化阻害剤（脱メチル化を亢進）やヒストン脱アセチル化阻害薬（アセチル化を亢進）による治療が有効であるとの報告がある．たとえば，急性骨髄性白血病では，約20％の患者にDNAメチル化酵素の異常によるCpGの高メチル化が生じているが，治療のためDNAメチル化阻害剤であるアザシチジンやデシタビンが用いられることがある．また，ヒストン修飾関連ではHDAC阻害剤であるボリノスタットやHAT阻害剤のクルクミンによる癌治療も試みられている．しかし，これらの薬剤はターゲット以外の領域もエピジェネティック変化をもたらすため，副作用の危険性もはらんでいる．実際には，薬としての有効性と副作用の危険性を考慮して使用を判断する必要がある．最近では，こうした副作用を最小限に減らすため，TALENやCRISPR/Cas9などのゲノム編集システムを利用したエピゲノム編集による治療も研究が進められており，培養細胞を用いた実験で領域特異的にDNAをメチル化したり脱メチル化できることが報告されている．

DNAメチル化解析法

　ここでは，我々のラボで日常的に行っているDNAメチル化解析法であるCOBRA（combined bisulfite restriction analysis）法とバイサルファイトシーケンス法について紹介する．いずれの方法も，バイサルファイト処理したゲノムDNAを用いる．すなわち，重亜硫酸ナトリウム（sodium bisulfite；$NaHSO_3$）処理により，DNA中のメチル化されていないシトシン（C）をウラシル（U）に変換する．この時，メチル化されている5mCは変換されない．ウラシルはPCRなどの酵素反応ではチミン（T）として認識されるため，その後の分子生物学解析でC/Tの多型を比較することで5mC/Cの比率を調べることができる．

　COBRA法では，バイサルファイト処理したDNAを鋳型として，調べたい領域をPCRで増幅する．バイサルファイト処理によりメチル化していないCはすべてTに置き換わっているので，MethPrimerなど専用のソフトを使ってプライマーを設計する．PCR産物をC/T多型を区別できる制限酵素で処理することにより，メチル化率を定量することができる．たとえば，*Taq* Iという制限酵素は，5'-TCGA-3'という4塩基を認識して切断する．この時，メチル化されていた配列は切断されるが，メチル化されていない配列は5'-TTGA-3'に置換されているため切れ残る（**図5a**）．制限酵素処理したPCR産物の電気泳動像をパソコンに取り込み，画像解析ソフト（ImageJなど）を用いて定量解析を行う．バンドの蛍光強度の合計のうち，切断されたバンドの蛍光強度の割合を計算すれば，メチル化率を計算することができる．

　バイサルファイトシーケンス法では，COBRA法と同様にまず調べたい領域をPCRで増幅する．PCR増幅産物の多くは，その3'末端にAが一塩基付加されている．したがって，3'末端にTを一塩基付加したTベクターを使用し，PCR増幅産物の一塩基突出部分と相補的となることを利用してクローニングを行う（TAクローニング）．シーケンサーを用いて，20個程度のクローンの配列を読む．読んだ配列は，QUMAなどオンラインソフトウェアを用いて解析および図の作成を行うことができる（**図5b**）．

　COBRA法は定量性に優れているが，CpGを1度に1サイトしか検定できないため，領域を網羅的に調べるには不向きである．一方，バイサルファイトシーケンス法は，領域内のメチル化を網羅的に調べることができるが，定量性についてはクローニングを行うため，COBRA法に比べてやや劣るように思われる．この両者を組み合わせた解析例も論文ではしばしばみられる．以下，メチル化解析に便利なサイトやソフトウェアを紹介する．

　MethPrimer（バイサルファイト処理後のDNAを増幅するプライマーを設計）
　　http://www.urogene.org/methprimer/

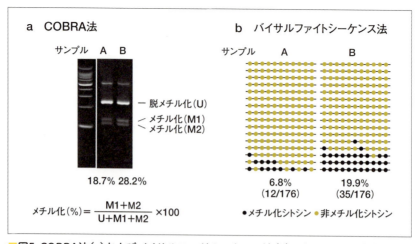

■図5 COBRA法(a)およびバイサルファイトシーケンス法(b)によるメチル化解析例

ImageJ（バンドの蛍光強度を定量）
　https://imagej.nih.gov/ij/
QUMA（バイサルファイトシーケンス結果を図に変換し，統計解析を行う）
　http://quma.cdb.riken.jp/top/quma_main_j.html

おわりに

　本章では，最近のエピジェネティクス研究の動向について，俯瞰的に紹介した．紙面の関係上，お伝えできる内容に限りがあるため，より詳しく学習されたい方は，下記文献を参照いただければ幸いである[3〜5]．

　これまでエピジェネティクスという学問は，結果としてのエピゲノムの変化を観察することしかできなかった．ある病気で特定の領域のエピゲノム変異が多く観察されたとしても，それは病気が発症した結果をみているにすぎず，本当にその変異が病気の原因であるかは不明であった．しかし，最近ではエピゲノム編集技術により，目的の領域のDNAメチル化やヒストン修飾を改変することができるようになってきている．今後は，原因としてのエピジェネティクス，すなわち，どういったエピゲノム変異がどういった症状をもたらすのかを明らかにすることができる時代がくるだろう．

参考文献
1) Waddington, C.H.：The epigenotype. *Endeavour,* **1**：18〜20, 1942.
2) Berger, S.L., Kouzarides, T., Shiekhattar, R., Shilatifard, A.：An operational definition of epigenetics. *Genes Dev.,* **23**：781〜783, 2009.
3) 田嶋正二編：エピジェネティクス　その分子機構から高次生命機能まで．化学同人，2013.
4) 牛島俊和，眞貝洋一，編：エピジェネティクスキーワード辞典．羊土社，2013.
5) 畑田出穂，久保田健夫，編：エピジェネティクスの産業応用．シーエムシー出版，2014.

4
わが国/世界のARTにおけるPGT-Aの現状

福田愛作

IVF大阪クリニック

はじめに

　着床前受精卵診断は，1978年のSteptoe & Edwardsによる体外受精技術（IVF：*in vitro* fertilization and embryo transfer）の成功に端を発している．当然ながら，胚の体外操作なくして受精卵診断はありえない．IVF技術そのものは，2010年にRobert Edwards博士がノーベル生理学医学賞を受賞したことにより，安全で有効性のある治療と世界に認められたと考えられる．IVF創始者であるEdwards博士は，Louise Brown誕生までのIVF成功に至る過程を記した彼の著書"Matter of Life"（Steptoe博士と共著）のなかで，胚盤胞の染色体検査をIVFの安全性を担保するために実施していたこと，そしてこの技術が将来必ずや受精卵の着床前診断につながるであろうことを，その時点で予見していた．

　わが国では，出生前診断として羊水診断（1968年導入）や絨毛診断（1980年代）が数十年間も実施され，胎児の異常が明らかとなった場合には優生保護法（1948年成立，1996年より母体保護法として改正，施行）に則り中絶されることが多かった．着床前受精卵診断（PGD：preimplantation genetic diagnosis）については，重篤な遺伝性疾患児の出生を防ぐため，1998年から日本産科婦人科学会（日産婦）の審査を通過した症例に対して可能となり，2004年に慶應義塾大学が申請したデュシェンヌ型筋ジストロフィー症例がはじめて承認された．2006年には，染色体構造異常に由来する習慣流産に対しても流産予防を目的としたPGDを実施することが，日産婦の審査を経て実施可能となった．また，2015年には，この習慣流産に対するPGDにアレイCGH（array CGH：アレイ比較ゲノムハイブリダイゼーション）を用いることが承認された．aCGHの承認により，全染色体解析が可能となったが，日産婦は「原則として当該染色体の情報のみ開示可能」とし，流産に至る異数性があっても開示禁止の基本姿勢を貫いている．このようなPGDの状況のもとで，2013年4月からは新出生前診断（NIPT：noninvasive prenatal genetic testing，無侵襲的出生前遺伝学的検査）が遺伝カウンセリングに関する臨床研究として開始され，日本医学会の指定医療機関においてのみこの検査を受けることができる．2013年4月から2017年9

月までのあいだに51,139件のNIPTが実施され，胎児異常が確定した例では93％以上（654/700人）が妊娠中絶を選択している．このような状況に鑑み，中絶を未然に防ぐという観点から，染色体異常のある受精卵を胚移植に用いないことが可能となる着床前受精卵スクリーニング（PGS：preimplantation genetic screening）が注目されることとなった．その一方で，日産婦が着床前診断の見解に書かれている「遺伝情報の網羅的なスクリーニングを目的としない」との一文を盾にPGSを禁止しているため，わが国ではいまだPGSの実施は依然として認められていない．しかし，2013年のNIPTの開始により，PGSの禁止はNIPT実施との整合性が取れないとの議論をきっかけとして，わが国独自の検証を経てPGSを実施すべきかどうか判断すべきとの考えから，日産婦が2014年にPGS臨床研究を開始することとなった．現時点では，PGS臨床研究の症例数設定を目的としたパイロット試験の真っ最中である．

本稿では，世界の現状と最近の考え方，そして日本産科婦人科学会の臨床研究およびパイロット試験について解説する．

1 PGSの世界の現状

世界初の着床前診断は，1990年にイギリスにてHandysideらにより，性別判定によって伴性遺伝疾患を回避する目的で実施された[1]．現在では，単一遺伝子疾患回避目的の着床前診断は，性別ではなく変異遺伝子のDNA配列を調べることにより実施されている．その一方で，この技術は，高齢女性の体外受精における胚移植あたりの妊娠率向上や染色体異数性に起因する流産率の低下を目的とした着床前スクリーニング（PGS）に利用されるようになっている．

このPGSのSを意味するスクリーニングという用語が，さまざまな遺伝病の網羅的保因検査（キャリアースクリーニング）と紛らわしいという観点から，近年ではPGT-A（preimplantation testing of aneuploidy）とよぶことが推奨されている．

PGDについては2013年時点で，全世界で10,000人以上の児がこの技術の恩恵を受けて誕生している．PGDの実施状況は，それぞれの国により，歴史的・社会的背景の相違，宗教的制約，また国全体として，各個人としての倫理観に基づいてその取り扱いはさまざまである．アメリカでは，1999年に米国食品医薬品局（FDA）が精子などの生体組織提供に関するガイドラインを提示したが，遺伝子キャリアースクリーニングに関する取り扱い規約はない．しかし，2001年にアメリカ産婦人科学会では，嚢胞性線維症（cystic fibrosis）のPGDによるスクリーニング検査を容認している．はじめて体外受精卵の染色体異常を含むスクリーニング検査を法的に認めたのは，オーストラリアのVictoria州である．

■表1 ESHRE（欧州生殖医学会）PGDコンソーシアム統計（オリジナルとまとめ）でのPGSの割合

	PGD	PGS
周期数（6,160）	2,580（41.8%）	3,580（58.2%）
患者平均年齢	34.3	38.9
流産率	13%	17%

PGDの60%近くがPGSで占められていることを示している．

　イギリスでは，2001年にPGDによるスクリーニング検査に関する法律を緩和し，重大な遺伝病をもつ子供を産む危険性のある母親が健康な受精卵を選別できることを認めている．フランスでは，ヒト胚の研究は法律で禁止しているが，PGDに関してはすでに2000年にはじめての児が誕生している．染色体異数性を検出するPGT-Aも，欧米では広く行われている．

　ESHRE（欧州生殖医学会）のPGDコンソーシアムのデータコレクションによれば，PGD報告の約60%がPGSであり，対象年齢もPGDより高く，高齢女性に対して染色体正常胚の検出に用いられている．この報告では，1997～2009年までにすでに33,000件をこえる採卵周期数のPGT-Aが行われたことになる（表1）．PGT-AはPGDの延長線上にあり，世界40カ国以上で実施されている．

　PGT-Aの歴史を振り返ると，当初は分割胚を用いFISH法で実施していたため，PGT-Aを用いた体外受精の臨床成績の向上は得られず，かえって妊娠率を低下させるとの結果に終わっていた（図1）[2]．この報告を筆頭に，2011～2012年にかけての報告では，女性年齢にかかわらずPGT-Aによる妊娠率の上昇や流産率の低下は証明されなかった[3]．理論的には，数種類の染色体のみでも正確に診断できればART成績は向上すると考えられたが，限られた数の染色体分析では他の染色体に異数性があった場合に発見できないことや，FISH法自体の診断精度，また分割胚生検でのモザイクの存在や胚生検の悪影響が考えられる．しかし，近年では，胚盤胞生検と網羅的染色体解析法を組み合わせた方法により，ART成績の向上が報告されている．網羅的解析法は，aCGH法から，診断精度がより高い次世代シーケンサー（NGS：next generation sequencing）法に代わってきている．NGS法は，aCGH法で解析困難なモザイクに対しても20%程度のモザイクの診断も可能とされ，現在その胚の取り扱いが議論されている．また，胚生検に関しても，より多くの細胞の採取が可能である胚盤胞期の栄養芽細胞のほうが，分割期胚生検よりも胚発育への影響が少ないばかりでなく（図2），モザイクの判定精度の高さからもPGT-Aに適していると報告されている．

　近年，PGT-Aの有効性が絶対的であるかのように考えられていたが，2017年

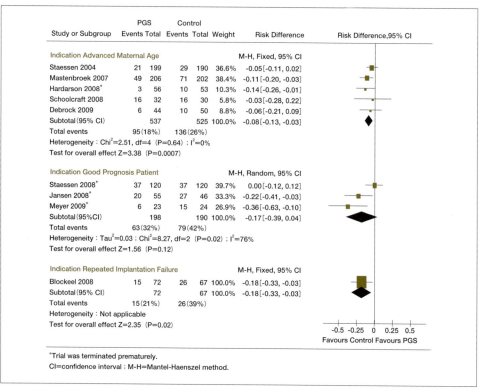

■図1 PGSの生児獲得率に対する有効性に対するメタアナリシス
(Preimplantation genetic screening : a systematic review and meta-analysis of RCTs. *Hum. Reprod. Update*, **17**(4) : 454~466, 2011.)

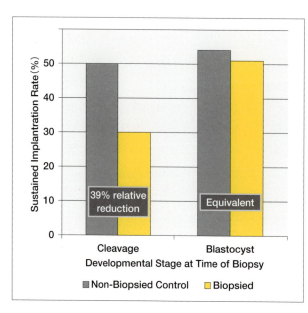

■図2 Day 3分割胚と胚盤胞での胚生検

胚盤胞では継続妊娠率に影響を与えなかったが，分割胚ではその後の着床ならびに継続妊娠率が有意（McNemar chi-square：P<.03）に低下した．
(Scott, R.T., Upham, K.M., Forman, E.J. et al. : Blastocyst biopsy with comprehensive chromosome screening and fresh embryo transfer significantly increases in vitro fertilization implantation and delivery rates : a randomized controlled trial. *Fertil. Steril.*, **100** : 697~703, 2013.)

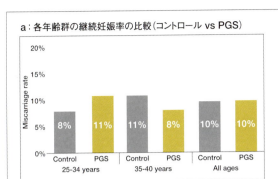
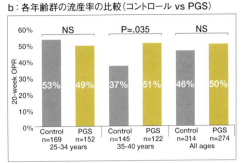
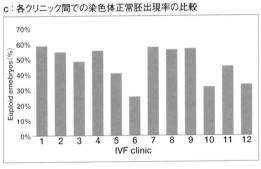
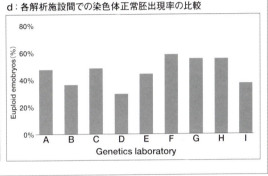

■図3 PGT-Aの有効性に一石を投じたSTAR報告[4]
継続妊娠率（a）は35〜40歳群で有意に向上したが，流産率（b）はすべての群で有意な差は認められなかった．さらに，クリニック間（c）でも解析施設間（d）でも正常胚（Euploid）出現率に大きな差が認められた．

にThe STAR Trial（図3）という報告がイルミナ社のホームページに掲載され，世界に衝撃を与えた．この報告では，25〜40歳の，ART不成功2回以下または流産歴1回以下の比較的予後良好群の650症例を対象として，無作為前方視的（RCT）検討が行われた．検討には4カ国，34クリニックが加わり，分析は9カ所で行われた．妊娠20週まで継続した場合に継続妊娠とみなして評価が行われた．その結果，継続妊娠率では全症例および24〜34歳群に有意差は出なかったが，35〜40歳群において有意（P=0.035）に上昇した．しかし，流産率に関しては全症例，25〜34歳群，35〜40歳群すべてにおいて有意差なしとの衝撃的な結果となった．さらに興味深い点として，分析施設またはART実施クリニックの違いにより染色体正常胚の出現率に有意な差が認められたことから，クリニックの培養技術の優劣や分析施設の解析精度の違いなどにより，その結果や臨床成績に差が生じることが明らかとなる報告となった[4]．やはり，PGT-Aが全能のツールでないことは明らかであり，最新（2018年7月）の報告でもThe STAR Trialとほぼ同様の成績が示されている．この報告は後方視的な検討であるが，20〜46歳の年齢の1,800例と多数例を対象としたもので，SNPベー

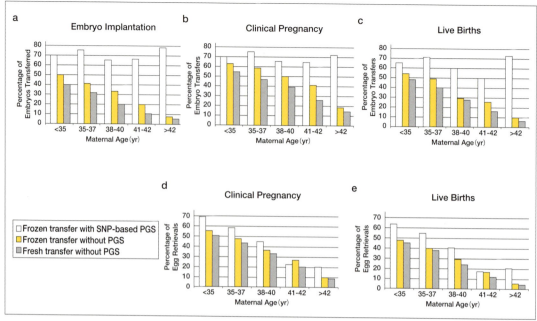

■図4 最新の多数症例を用いたPGT-Aの後方視的検討
胚移植あたりの着床率（a），臨床妊娠率（b）および生児獲得率（c）の成績を凍結胚移植PGS群（白），コントロール群（黄），新鮮移植コントロール群（グレー）の順にバーグラフに示している．下段のグラフでは，採卵周期あたりの臨床妊娠率（d）と生児獲得率（e）を同様の順で示している．

スPGT-Aを実施することで図3に示したように胚移植あたりの着床率，妊娠率は患者年齢が上昇しても低下しないことを示している．もちろん，生児獲得率も年齢が上昇しても低下しない，すなわち流産率の上昇を予防できることを意味している（図4）[5]．

PGT-Aは，染色体正常胚を作り出す魔法の技術ではないため，採卵あたりの妊娠率や出産率は当然のごとく女性年齢の上昇とともに低下する．以上の結果は，PGT-Aに対して求められているところを明快に示している．この論文は以下に紹介するアメリカ生殖医学会の見解が出されてから出版されたことを記しておきたい．

以上の情報のまとめとして，最新のアメリカ生殖医学会のPGT-Aに関する見解を示しておきたい[6]．

・PGT-A開始当初の成績はFISH法を用いていたため，検査対象以外の染色体に異数性が存在した場合に検出不能であったためにその効果が否定されたと考えられる．
・PGT-Aの生検対象には，生検後の胚発育への影響さらにはモザイク胚の取り扱いの観点からも，分割胚より胚盤胞の栄養外胚葉からの生検が適している．

- 習慣流産の症例についてはPGT-Aの効果は明らかであるが，不育症すべてにおいて効果があるかは明確でない．
- PGT-Aを実施することで単一胚盤胞移植が増加し多胎発生の抑制に効果がある．
- 長期不妊患者にとってはPGT-Aを実施することで妊娠成立までの到達時間の短縮の可能性はあるが，採卵回数を減少することはできない．
- 現時点で多数の論文よりPGT-Aはおおむね良好な成績を示してはいるが，症例選別などに異論のある点もあり，より公正な大規模無作為後方視的検討が行われることが望まれる．

結論として，すべての患者にPGT-Aを実施するまでのエビデンスを得るには至っていない．

2 わが国におけるPGSの現状

　わが国では，1998年に日本産科婦人科学会から「医学的に重篤な遺伝性疾患を適用とした着床前診断を，臨床研究として認める」という会告が出た．この会告を指針に，学会の承認が得られた症例に対してのみ臨床研究（2018年に臨床研究ではなく医療行為に移行するとされている）として開始された．その後の経過をみると，1999年1月には鹿児島大学医学部産婦人科がDMD（デュシェンヌ型筋ジストロフィー）を対象とする性別判定のための受精卵診断を，1999年5月にはセントマザー産婦人科医院が均衡型相互転座による習慣流産について，学会に申請したが理事会はともに不承認とした．その後，2003年6月に名古屋市立大学産婦人科がDMDを対象とする受精卵診断について申請，続いて慶應義塾大学医学部産婦人科からも同様の申請が行われた．両大学からの申請について審査を行うにあたって，日産婦は「重篤」の定義について再検討し，「成人に達する以前に日常生活を強く損なう症状が出現したり生存が危ぶまれる状態」を基準とした．その結果，名古屋市立大学からの申請例は成人型DMDであり重篤とはいえないと判断され，慶應義塾大学からの申請のみをわが国第1例目として受精卵診断の実施を正式に許可した．これが日本のPGDの幕開けである．PGD開始会告から実際の承認まで5年もの歳月を要したこととなり，日本の着床前診断の行く末を暗示するものとなった．

　わが国においては，1999年から「習慣流産」についてのPGD申請が行われていたが，日産婦は「重篤な遺伝性疾患に限る」とする「会告」に照らしてすべて不承認としている．しかし，欧米では1990年代半ばにFISH法が導入されて以来，不妊治療の一環として胚染色体異数性スクリーニング（受精卵スクリーニング）がさかんに実施され，転座などの染色体構造異常の診断が流産防止目

的に行われていた．このような経緯により，日産婦は2006年に「重篤な遺伝性疾患に加え，均衡型染色体構造異常に起因すると考えられる習慣流産（反復流産を含む）も対象とする」との見解を加え，染色体構造異常による習慣流産をPGDの枠組みに入れることとなった．日産婦のPGDでは，長らくFISH法が転座による習慣流産の受精卵診断に使われていたが，FISH法の技術的困難さや誤診率の高さ，また検査実施者による結果の変動などから，その間に世界ではアレイCGH法が受精卵染色体分析の主流となっていた．日産婦では，アレイCGH法は染色体スクリーニングにつながるとの危惧から許可していなかったが，2015年についにアレイCGH法のPGDへの応用が承認された．2013年のNIPT臨床研究の開始とPGDへのアレイCGH法の承認により，着床前受精卵スクリーニングの議論は具体性を帯び，世界のPGSの状況と相まって，PGSの臨床応用は日本でも待ったなしの状態に至った．ついに日本産科婦人科学会倫理委員会内に「PGSに関する小委員会」が設置された．2014年3月12日に記念すべき第1回会合が開催され，PGS特別臨床研究の具体的な内容の議論に移った．

　しかし，その後に厚生労働省の「ヒトを対象とする臨床研究の倫理指針」の改定が行われ臨床研究のハードルが高くなり，臨床研究参加施設での内部倫理委員会において倫理審査に通過しないとの予期せぬ事態が発生し，臨床研究開始は大幅に遅延した．その間にさまざまな議論を経て，まず先行研究としてRCT症例数決定のためのパイロットスタディが必要との判断に至った．そこで，2016年8月に第1回の「PGSパイロット試験に関する実務者会議」が開かれ，2017年9月に開始し2018年12月に終了の予定で日本産科婦人科学会PGS特

表2　日本産科婦人科学会PGS特別臨床研究パイロット試験の方法と流れ

パイロット試験参加可能患者数

目的	IVF反復不成功	習慣流産
年齢(歳)	実施人数	
35～36	10	10
37～38	10	10
39～40	10	10
41～42	10	10
予備	10	10
合計	50	50

検査結果の判定：アレイCGH解析結果評価委員会で最終決定

判定	判定後の取り扱い
適(最適)	移植に問題を認めない場合
適(準)	移植することは可能であるが，解析結果の解釈に若干の困難を伴う場合
不適	移植に不適切と考えられる場合
判定不能	検体が不適切であるため，判定を実施できない場合

胚生検および解析方法

胚生検：胚盤胞栄養外胚葉より
遺伝子解析：アレイCGH

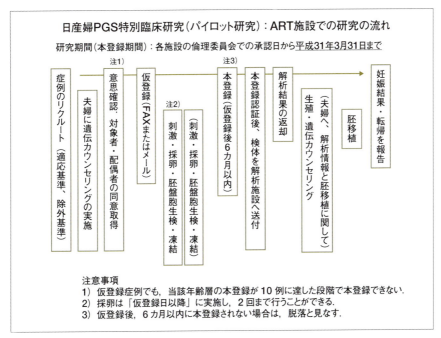

■図5 日本産科婦人科学会PGS特別臨床研究パイロット試験の方法と流れ
パイロット試験参加希望患者の仮登録から本登録，そして妊娠判定までの経過を示した．

別臨床研究を学会主導の臨床研究として，倫理委員会のなかのPGT-Aに関する小委員会のもとで，原因不明習慣流産（反復流産を含む）および反復体外受精・胚移植（ART）不成功例を対象とした着床前遺伝子スクリーニング（PGS）の有用性に関する多施設共同研究のためのパイロット試験を行うこととなった．その詳細については表2，図5と以下にその一部を記載した．

1 | PGSパイロット試験の具体的内容

正式名称：日本産科婦人科学会PGS特別臨床研究
研究の目的及び意義（原文のまま）

　生殖補助医療（Assisted Reproductive Technology；以下ART）の応用技術である着床前遺伝子診断（Preimplantation Genetic Diagnosis；以下PGD）は，少なくともいずれかに遺伝的素因がある夫婦に対して，体外受精により得られた受精卵の遺伝情報を評価することを目的として，日本産科婦人科学会の「着床前診断に関する見解」に基づき「臨床研究」として実施されてきた．PGDが開始されてから約15年間の技術革新はめざましく，マイクロアレイ法などを用いた新たなより精度の高い遺伝子診断法が導入され，PGDは新たな局面に突入している．

配偶子形成における減数分裂不分離による染色体の数的異常の発生は極めて多いことが知られており，反復ART不成功や，流産，胎児異常の原因となっていると推定されている．また，出生前診断の後に人工妊娠中絶を余儀なくされることもあり，欧米ではこれらを回避する目的で遺伝的非保因者に対してARTの際に着床前遺伝子スクリーニング（Preimplantation Genetic Screening；以下PGS）が実施されているが，生産率の改善に寄与するかどうかの十分なエビデンスは得られていない．

　わが国では，妊娠年齢の高齢化などにより繰り返しARTを行っても成功に至らない夫婦が増加し，この点に配慮した対応が迫られているという事情がある．また，マイクロアレイによる比較ゲノムハイブリダイゼーション法（Comparative Genomic Hybridization；以下アレイCGH法）を用いたPGDも一部の施設で行われるようになり，わが国のART施設によるPGSの効果を検証する時期に来ていると考えられる．しかし，2010年の「着床前診断に関する見解」では，「診断する遺伝情報は，疾患の発症に関わる遺伝子・染色体の遺伝学的情報に限られ，スクリーニングを目的としない」と明記されているため，これまでわが国では，PGSの有用性を科学的に検証する臨床研究は行われて来なかった．そこで，PGSが患者あたりの生児獲得率を改善するかを調べる目的で，マイクロアレイ法を用いたPGSを臨床研究として実施することとなった．

　本試験は，反復ART不成功例を対象として，日本産科婦人科学会が主導して行う多施設共同無作為化比較試験（Randomized Controlled Trial；以下RCT）を施行するにあたり，目標症例数決定を目的としたパイロット試験であり，平成26年12月22日に文部科学省および厚生労働省により制定された「人を対象とする医学系研究に関する倫理指針」，文部科学省，厚生労働省および経済産業省により制定された「ヒトゲノム・遺伝子解析研究に関する倫理指針」に準拠して実施するものである．

　本研究内に以下に示す二つの適応が設けられている．

　両適応群ともに前提として「不妊治療における体外受精を実施しており，日本産科婦人科学会の定める体外受精・胚移植適応基準に合致すること」が必須である．

1. 反復体外受精・胚移植（ART）不成功例を対象とした着床前遺伝子スクリーニング（PGS）の有用性に関する多施設共同研究のためのパイロット試験
   ● 過去に臨床的妊娠の既往がなく，形態良好胚を移植するも3回以上着床不全（胎嚢が確認できなかった生化学的妊娠は流産ではなく体外受精・胚移植不成功に含める）を繰り返している方

- 治療周期開始時の満年齢が35～42歳の方
- 臨床研究の参加に配偶者と共に文書による同意可能な方

除外項目
- 夫婦両方の染色体検査の結果，いずれかに均衡型構造異常が認められる場合
- 子宮奇形（子宮卵管造影，超音波検査，MRIなどで診断が確定したもの），明らかに妊娠の障害となる子宮病変を有する方
- 重篤な合併症を有する方
- 外科的精子採取法の方
- その他，臨床研究責任医師又は臨床研究分担医師が不適切と判断した方

2. 原因不明習慣流産（反復流産を含む）を対象とした着床前遺伝子スクリーニング（PGS）の有用性に関する多施設共同研究のためのパイロット試験
   - 胎嚢が確認できた臨床的流産を2回以上経験し，生児を有しない方（ARTによる妊娠後の臨床的流産を1回以上含む）
   - 治療周期開始時の満年齢が35～42歳の方
   - 既往流産において少なくとも1回は絨毛染色体検査が実施されており，染色体数的異常が確認されている方
   - 臨床研究の参加に配偶者と共に文書による同意可能な方

除外項目
- 夫婦両方の染色体検査の結果，いずれかに均衡型構造異常が認められる場合
- 子宮奇形（子宮卵管造影，超音波検査，MRIなどで診断が確定したもの），明らかに妊娠の障害となる子宮病変を有する方
- 抗リン脂質抗体症候群（2006年に改定された国際分類基準に基づいて診断される，国際抗リン脂質抗体学会の診断基準に準拠した抗リン脂質抗体：ループスアンチコアグラント[リン脂質中和法及び希釈ラッセル蛇毒法共に実施]，[$\beta 2$ glycoprotein I 依存性]抗カルジオリピン抗体中高力価が12週以上持続することが必要）と診断されている方
- 血栓症を有する方，もしくは重篤な血栓症の既往を有する方
- 重篤な合併症を有する方
- 外科的精子採取法の方
- その他，臨床研究責任医師又は臨床研究分担医師が不適切と判断した方

PGT-A（PGS）のわが国と海外での現状を示した．海外では今やPGT-Aを実施するか否かではなく，どのような症例に実施すべきか，また得られた結果をいかに取り扱うべきかがその研究の中心となっている．高年齢患者にとっては胚移植あたりの妊娠率を向上させ，流産率を低下させること，また妊娠成立までの時間の短縮，以上の評価はほぼ確定してるといえるのではないか．

　筆者の40歳代の患者で，はじめてのIVFで妊娠し非常に喜んでいた方が，NIPTで陽性となり羊水検査の結果を受けやむなく妊娠20週で中絶を選ばれた．その患者が私にいわれた．「どうして事前にPGT-Aを受けられなかったのでしょうか？」．我々産婦人科医は，中期中絶が患者にとっていかに精神的，肉体的に辛いものであるか，また産婦人科医にとっても心の痛む操作であるか，身をもって体験している．さらに，子宮内操作がその後の着床や妊娠成立に悪影響を与えることは明らかである．妊娠後の中絶を選ぶのではなく，妊娠前に予防的に胚の検査を受ける自由を患者に与えるべきではないだろうか．

参考文献

1) Handyside, A., Kontogianni, E., Hardy, K., Winston, R.：Pregnancies from biopsied human preimplantation embryos sexed by Y-specific DNA amplification. *Nature*, **344**：768～770, 1990.
2) Mastenbroek, S., Twisk, M., van der Veen, S., Repping, S.：Preimplantation genetic screening：a systematic review and meta-analysis of RCTs. *Human Reproduction Update*, **17**：454～466, 2011.
3) Kushnir, V. A., Darmon, S. K., Albertini, D., Barad, D. H., Gleicher, N.：Effectiveness of in vitro fertilization with preimplantation genetic screening：a reanalysis of United States assisted reproductive technology data 2011-2012. *Fertil. Steril.*, **106**：75～79, 2016.
4) The STAR Trial. A randomized controlled trial (RCT) comparing pregnancy rates following VeriSeq™ PGS versus standard morphology for elective single embryo transfer (eSET) MedicalAffairs@illumina.com
5) Alexander, L. S., Michelle, K., Erin, F., J. Glenn P., Mark R. B., Carolyn, G., Matthew, R., Zachary P. D.：Pregnancy outcomes from more than 1,800 in vitro fertilization cycles with the use of 24-chromosome single-nucleotide polymorphism-based preimplantation genetic testing for aneuploidy. *Fertil. Steril.*, **110**：113～121, 2018.
6) The use of preimplantation genetic testing for aneuploidy (PGT-A)：a committee opinion. Practice Committees of the American Society for Reproductive Medicine and the Society for Assisted Reproductive Technology. *Fertil. Steril.*, **109**：429～436, 2018.
7) 日本産科婦人科学会の見解，会告は日産婦のホームページを参照．
http://www.jsog.or.jp

5
エンブリオロジストとして最低限必要な DNA・遺伝子の基礎知識

長田　誠

群馬パース大学　保健科学部　検査技術学科

はじめに

　臨床検査にて実施している遺伝子関連検査は，①病原体遺伝子検査（病原体核酸検査），②体細胞遺伝子検査，③遺伝学的検査（生殖細胞系遺伝子検査）の3つに分類されており（**表1**），エンブリオロジストに必要な遺伝子関連検査は，遺伝学的検査が主になる．この検査で扱う生殖細胞系遺伝子は親から子どもへ引き継がれ，生涯変化することがないため，検査により将来の発症を予測することができる．遺伝学的検査によりわかる遺伝疾患には，単一遺伝子疾患（常染色体優性遺伝疾患，常染色体劣性遺伝疾患，X連鎖遺伝疾患），染色体異常（数的異常，構造異常），多因子疾患がある．これらの疾患の新生児における頻度は，単一遺伝子疾患が1.25％，染色体異常が0.65％，多因子疾患が5％程度であるとされている．

1　核酸の構造

　成人のヒト細胞は約37兆個からなり，274種類の細胞で構成されているといわれている．それら細胞には核があり，核内には核酸とよばれるDNA, RNAが

■表1　遺伝子関連検査

1	**病原体遺伝子検査** ヒトに感染を起こす細菌やウイルスなど，病原体核酸を検出・解析する検査
2	**体細胞遺伝子検査** 癌病変部の組織に限定し，病状とともに変化する一時的な遺伝子情報を明らかにする検査
3	**遺伝学的検査** ゲノムおよびミトコンドリア内の原則的に生涯変化しない遺伝学的情報（単一遺伝子疾患，多因子疾患，個人識別など）を明らかにする検査

存在する．

　核酸は，五単糖，塩基，リン酸を基本構造としており，DNAとRNAの違いは，五単糖が異なることと塩基が1つ異なることである（**図1**）．

　DNAは，五単糖のデオキシリボース，塩基，リン酸からなり，デオキシリボースとリン酸がホスホジエステル結合にて5'末端から3'末端方向にヌクレオチドを糸状に結びつけている．また，4つの塩基であるA（アデニン），G（グアニン），C（シトシン），T（チミン）のAとT，GとCが水素結合することで二重らせんを形成している（**図2a**）．

　RNAは，五単糖のリボース，塩基，リン酸からなり，リボースとリン酸がホスホジエステル結合にて5'末端から3'末端方向にヌクレオチドを糸状に結びつけている．また，4つの塩基は，A（アデニン），G（グアニン），C（シトシン），U（ウラシル）からなり，基本的には一本鎖で存在している．

　ヒトの細胞核にあるDNAは，64億塩基対（1塩基対：二本鎖を結合しているAT，あるいはGC）からなる．ヒトの体細胞において，DNAは線状の二重らせんであり，全部で46本になる．DNAは右巻きのらせん構造で，直径は2 nm，

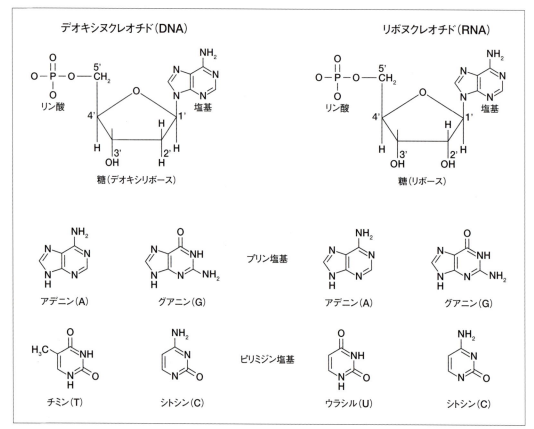

■図1　DNA，RNAの構造

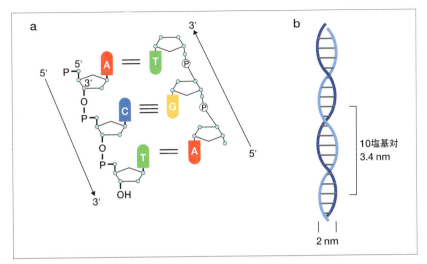

■図2 DNAの2重らせん構造
a：DNAは，デオキシリボースとリン酸がホスホジエステル結合にて5'末端から3'末端方向にヌクレオチドを糸状に結びつけている．この糸状の鎖が相対して平行に並び，塩基であるAとT，GとCが水素結合することで二重らせんを形成する．
b：DNAの1塩基の長さは0.34 nmであり，10塩基対でらせんを1回転する．

らせんが1回転するなかに10塩基対が含まれ，その距離は3.4 nmである．46本のDNAをつなげると，約2 mになる（**図2b**）．

細胞核内でDNAは，八量体のヒストン（H2A, H2B, H3, H4）に1.75回巻きつくことでクロマチンとして収納されている．細胞分裂時以外の間期核では，ヒストンが6個で1周する30 nmクロマチンを形成し，核全体に分布して比較的均質な様相を呈する．細胞分裂時には凝縮して染色体となり，顕微鏡下で観察が可能となる（**図3**）．

遺伝情報を正確に次世代に伝えるためには，DNAを正確に複製し，娘細胞に正しく分配する必要がある．体細胞分裂の細胞周期は，DNA合成準備期（G_1），DNA合成期（S），分裂準備期（G_2），分裂期（M）からなり，このサイクルを繰り返すことで細胞は増殖する（**図3**）．G_1期に30 nmクロマチンとして存在したDNAは，S期に2倍に増幅する．2倍に増幅した2本の30 nmクロマチン線維はコヒーシンでつなぎとめられ，M期になると長いDNAをコンパクトに収納するためにコンデンシンが結合し，DNAがさらに凝縮されることで染色体を形成する．できあがった染色体は，同じ塩基配列をもつ1対の姉妹染色分体で構成される．ヒトの染色体は，23対46本からなる二倍体（diploid）であり，その内訳は22対の常染色体と1対の性染色体で，男性は46,XY，女性は46,XXとなる．対をなす染色体を相同染色体といい，その片方は父親から，もう片方は母親からの染色体である．相同染色体は，一致した遺伝情報を同じ順序で携えて

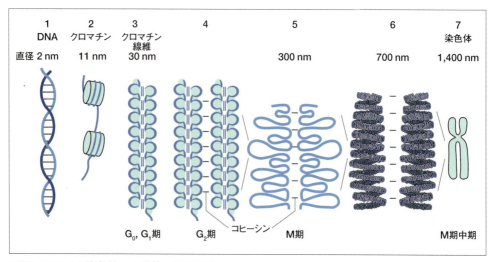

■図3 DNAから染色体への構築と細胞周期

G₀, G₁期の核内では，DNAは30 nmクロマチン線維（3）として存在する（46本）．細胞分裂するための細胞増殖が始まるとG₁期からS期に移行し，DNAを2倍に増殖する．増殖したDNA同士を認識できるようにコヒーシンがつなぎ止める（4）．G₂期で細胞分裂に必要なRNAや蛋白質を合成する．M期になるとコンデンシンが結合し（5），長いDNAを凝縮させて（6），最終的に染色体を形成する（7）．

おり，相同染色体間で対立する遺伝子をアレルという．

　ゲノムとは，生命体中の遺伝情報の最小必須セットであり，半数体（haploid）のことである．ヒトゲノムは染色体の23対分であり，DNAは32億塩基対となる．ヒトの全ゲノムのうち50％は反復配列で，残りは特有の配列である．また，遺伝子が占める割合は約23％で，蛋白質をコードする部分は1.5％である．

2　DNAの役割

　DNAの役割は，DNA上に存在する遺伝子から蛋白質を合成することと，細胞分裂時にDNAを正確に複製することである．遺伝子とは，蛋白質のアミノ酸をコードするDNA上の単位であり，1 kb（1,000塩基対）から2 Mb（200万塩基対）の塩基から構成されており，ヒトの遺伝子は約2万2千個程度であるといわれている．

　DNAの複製は，デオキシリボースとリン酸をホスホジエステル結合することで5'末端から3'末端方向へ伸展する．DNAは，塩基の水素結合により二重らせんを形成しており，AにはT，CにはGが結合する（図2a）．

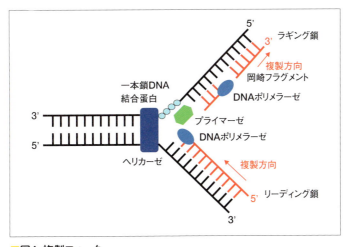

■図4 複製フォーク
（文献1より引用）

1｜細胞分裂時のDNA複製

　二本鎖のDNAを一本鎖にし，それぞれの鎖に相補的な塩基配列を結合させることでDNAを複製することができる．DNAの複製は，複製起点から開始されるが，ヒト細胞の場合，いくつもの複製起点からDNAが複製される．複製の開始は，DNAヘリカーゼが二本鎖DNAの水素結合を切ることでDNAを一本鎖にほどき，それぞれの一本鎖DNAにDNAポリメラーゼが作用して新しい相補鎖を合成する．新しく合成されるDNAは，5'末端から3'末端方向にしか合成することができないため，DNAヘリカーゼが進行する方向に一緒に合成できる鎖（リーディング鎖）と反対方向に合成する鎖（ラギング鎖）ができる．DNAを複製しているこの部分を複製フォークとよぶ（図4）．ヒト細胞においては，ヒストンを保存しながらDNAが複製される．その理由は，ヒストンの修飾（メチル化，アセチル化）がDNAの遺伝情報の運命を決定するため，細胞分裂により遺伝情報の運命が変わらないようにするためである．DNA複製時に，ヒストンH3-H4四量体は2本の娘DNAにほぼ等量でランダムに分配される．DNAから離れたヒストンH2A-H2B四量体は，DNA複製後ヒストンH3-H4四量体に結合してヒストンを形成する．娘DNAに分配されなかったH3-H4四量体部分に関しては，新たに合成したヒストンH3-H4四量体を取りつけ，その後ヒストンH2A-H2B四量体を結合することで細胞分裂前と同じ場所にヒストンが結合したDNAが形成される．

2｜蛋白質合成

　DNAのもう一つの役割は，DNAからRNAを転写し翻訳することで蛋白質を

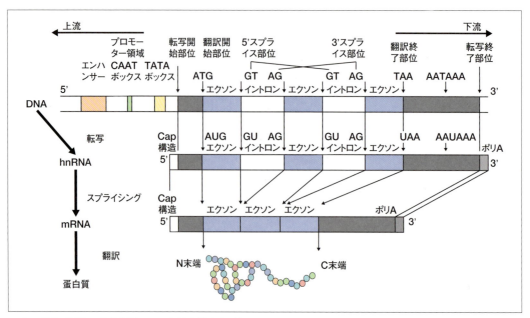

■図5 遺伝情報の発現（遺伝子から蛋白質を合成）
（文献1より引用）

合成することである（図5）．DNAは遺伝情報を担う設計図であり，核の中で保存されているため，この遺伝情報を伝達するのはRNAの役割である．RNAはDNAと異なり，基本的に一本鎖で存在する．

(1) RNAの種類と役割

mRNAは，DNAを鋳型として合成され，mRNA上の3つの塩基配列（コドン）が1つのアミノ酸に対応し，蛋白質を合成する．

tRNAは，クローバーの葉形の二次構造をとり，中央のヘアピン部分にmRNA上のコドンの相補的な配列であるアンチコドンをもつ．tRNAは3'末端にアミノ酸を結合して蛋白質の合成に関与するが，3'末端へのアミノ酸の結合はアミノアシルtRNA合成酵素により進められる．アミノ酸を結合したtRNAをアミノアシルtRNAという．

rRNAは，リボゾームを構成するRNAである．リボゾームは40S（小サブユニット）と60S（大サブユニット）の沈降速度をもつ2つのサブユニットからなり，RNAと多数の蛋白質で構成されている．リボゾームは，mRNAのコドンとtRNAのアンチコドンを認識させる場を提供している（図6）．

(2) 転写翻訳

遺伝子からRNAを転写し蛋白質を翻訳する際，遺伝子の塩基配列は，DNA

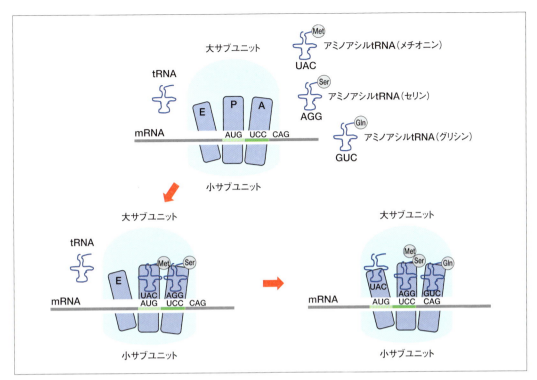

■図6 蛋白質合成の開始

mRNAにリボゾームが結合すると，翻訳開始コドンであるAUGをP部位で確認し，メチオニンが結合したアミノアシルtRNAを結合する．さらに，A部位のコドンに対応するアミノアシルtRNAを結合する．リボゾームがmRNAの3'方向に移動することで，P部位のアミノ酸とA部位のアミノ酸がペプチド結合する．アミノ酸がなくなったtRNAはE部位に移動し，リボゾームを離れる．A部位には新しいコドンに対応するアミノアシルtRNAが結合する．

の二本鎖の片方にある．この鎖をセンス鎖といい，もう一方をアンチセンス鎖という．センス鎖の遺伝子の5'末端側にあるプロモーター部位に転写蛋白が結合すると，RNAポリメラーゼが結合し転写が開始される．この時，遺伝子の情報である塩基配列はセンス鎖にあるため，合成されるhnRNA（heterogeneous nuclear RNA）はアンチセンス鎖に結合し，遺伝子の塩基配列と同じ配列の1本鎖のhnRNAを転写する．hnRNAは，5'末端に7メチルグアノシン三リン酸が結合したキャップ構造が付加され，3'末端には数十～200個のアデニン（A）が連なったポリAが付加される．

　hnRNAには，蛋白質の遺伝情報をもつエクソンと遺伝情報をもたないイントロンが存在するため，イントロンを正確に切り出しエクソンのみにする（スプライシング）．スプライシングによりできたRNAをmRNAという．mRNAは，核膜孔を通りぬけ細胞質に移動する．細胞質に移動したmRNAに40S（小サブユニット）と60S（大サブユニット）のリボゾームが結合し，mRNAの5'側から3'方向に進んでいく．リボゾームの大サブユニットにはエグジット部位

(E), ペプチジル部位（P）とアミノアシル部位（A）があり, mRNA の蛋白合成開始コドンである AUG が P 部位で認識されると, AUG のアンチコドンをもつアミノアシル tRNA（メチオニン）が運ばれ P 部に結合する. 次に, AUG の隣のコドン2（図6ではUCC）がA部位にあるので, コドン2に対応するアミノアシル tRNA が A 部位に結合する（図6ではセリン）. リボゾームが mRNA 上を 3' 側に移動すると, A 部位のコドン2がP部位にシフトする. この際, メチオニンとコドン2のアミノ酸がペプチド結合する（図6ではメチオニンとセリン）. P 部位にあったアミノアシル tRNA（メチオニン）は, メチオニンが外れた tRNA になりE部にシフトし, リボゾームから離れていく. A 部位には次のコドン3（図6ではCAG）がくるので, コドン3に対応したアミノアシル tRNA が A 部位に結合し（図6ではグリシン）, リボゾームが mRNA 上を 3' 側に移動することで A 部位から P 部位にシフトしアミノ酸をペプチド結合させていく（図6）.

コドンは3つの塩基からなり, A, T, G, C の4つの組み合わせで 4^3, つまり64通りとなる. アミノ酸は20種類なので, ほとんどのアミノ酸は複数のコドンが存在するが, 開始コドンであるメチオニンは AUG のみが対応している. また, UAA, UAG, UGA の3種類は翻訳終止コドンであり, この配列を認識することで蛋白質合成を終了させる（コドン表に関しては他書を参照）.

3 遺伝子の変化

多型（polymorphism）と変異（mutation）は, どちらも塩基配列の変化であるが, 多型は集団の頻度が1％以上, 変異は集団の頻度が1％未満の塩基配列の変化であるといわれている. 最近は, 多型と変異という単語を使用しないで, 多型と変異を含めたバリアント（多様体）を使用することが推奨されている.

1｜バリアント（variant）

バリアントは, ①塩基置換, ②塩基挿入・塩基欠失, ③遺伝子変換, ④反復配列数変化の4種類に分類される（図7）.

塩基置換とは, 1個の塩基が異なった塩基に置き換わる変化で, 最も多いバリアントである. 1個の塩基が置換されることでコドンが変化し, コードするアミノ酸が異なったアミノ酸になることをミスセンス変異という. また, コドンが終止コドン（UAA, UAG, UGA）になった場合は蛋白質合成が終了するためナンセンス変異という. ミスセンス変異を非同義置換（non-synonymous substitution）ともいうが, アミノ酸が変化しても蛋白質の機能にあまり影響がない場合もある. 1個の塩基が別の塩基に変化する多型を SNP（single nucleotide

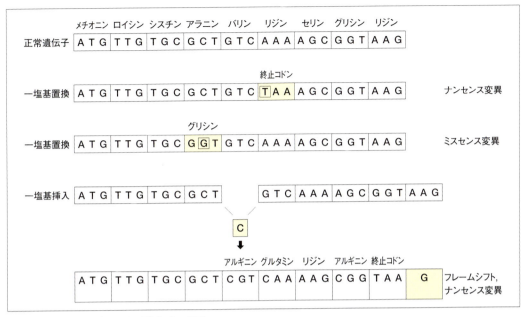

■図7 バリアントによるアミノ酸合成の変化

polymorphism）というが，最近はSNV（single nucleotide variant）とよばれている．SNVは，1,000塩基に1カ所存在しており，蛋白質の構造変化や遺伝子の転写に関与するものもある．SNVは，多因子遺伝病の発症前診断や薬剤感受性，薬剤の副作用予測などに活用されている．

　塩基挿入・塩基欠失とは，1個から多数の塩基が新たに加わったり失われたりすることである．同一部位に挿入と欠失が同時に起こるものをインデル（indel）とよぶ．3の倍数の塩基が挿入した場合は長い蛋白質ができ，欠失した場合は短い蛋白質ができる．3の倍数以外の塩基が挿入あるいは欠失した場合は，アミノ酸への読み枠がずれるため，それ以降のコドンが変化し，正常の機能がない異なった蛋白質が作られる（フレームシフト）．また，フレームシフトした場合，それ以降で終止コドンが新生されることがあり，蛋白質の合成が終了するため，この場合も正常の機能がない短い蛋白質が作られる．

　遺伝子変換とは，類似した反復配列が近くにある場合，その反復配列が誤った対形成を起こすことでコピー数が異なるため，活性化している遺伝子が重複したり欠失したりする．

　反復配列数変化とは，3塩基反復（トリプレットリピート）が異常増幅するもので，CGG，CAG，CTGなどの反復数が正常範囲をこえて伸長した場合，ある種の遺伝子疾患となる（トリプレット病）．

2 | バリアントの表記法

　バリアントの表記として「Glu504Lys」,「C1510G＞A」などが論文等で認められるが,本来はHGVS（Human Genome Variation Society）に準拠した表記法を用いる．HGVSの表記法では,参照配列のナンバー,コロン（：）,バリエーション情報の順に表記することになっている．

　参照配列は,NC_がchromosome（染色体）,NG_がgene（ゲノム領域,クラスター）,NM_がmRNA（mRNA）,NP_がprotein（蛋白質）である．バリエーション情報は,ゲノムDNAレベルは"r",コーディングレベルは"c",蛋白質レベルは"p"となり,欠失は"del",重複は"dup",挿入は"ins",逆位は"inv"で表記する．DNAの場合,置換はG＞AとなりG（グアニン）がA（アデニン）に置換したことを示す．蛋白質の場合はGlu504Lysとなり,504番目のグルタミン酸がリジンに置換したことを示す．NM_000690.3：c.1510G＞Aが意味するところは,"*ALDH2*遺伝子mRNAの修正3版を参照配列として,コーディングレベルのスタートコドンATGのAを1番とした時,1510番目の塩基がGからAに変化するバリアント"となる．

遺伝子疾患

1 | 単一遺伝子疾患

　単一遺伝子疾患とは,1つの原因遺伝子のバリアントが疾患の原因になっているもので,メンデル遺伝の形式で遺伝し,原因遺伝子の産物である蛋白質の異常により発症する．蛋白質異常のメカニズムとしては,機能喪失,機能獲得,優性阻害効果,発現時期あるいは場所の変化が考えられる．

　①常染色体優性遺伝疾患

　常染色体上の片親の相同染色体の1つの遺伝子のみにバリアントが存在する場合で,罹患者の子どもが形質を受け継ぐ確率は50％である．

　②常染色体劣性遺伝疾患

　罹患者の常染色体上の相同染色体に劣性の原因遺伝子が存在する場合で,罹患者の両親は無症候性保因者となる．罹患者の同胞が発症する確率は25％である．罹患者の両親は,いとこ婚など近親性が認められることがある．

　③X連鎖遺伝疾患

　原因遺伝子がX染色体上に存在する場合で,X染色体を2本もっている女性の片方のX染色体上に原因遺伝子がある場合（ヘテロ接合体）,女性は通常発症しないが,男性はX染色体が1本（ヘミ接合体）なので,X染色体上に原因遺伝子がある場合は発症する．罹患男性の娘はすべてX染色体上に原因遺伝子をもつ保因者となり,この娘の息子が発症する確率は50％である．各遺伝形式の

■表2 主な単一遺伝子疾患

常染色体優性遺伝疾患	常染色体劣性遺伝疾患	X連鎖遺伝疾患
家族性大腸ポリポーシス ハンチントン病 神経線維腫症I型 筋強直性ジストロフィー	フェニルケトン尿症 メープルシロップ尿症 鎌状赤血球症 Tay-Sachs病	血友病A, 血友病B Duchenne型筋ジストロフィー ファブリー病 脆弱X症候群

疾患を表2に示す．

2｜トリプレット病

トリプレット病は，不安定な反復配列の伸長により発症する疾患で，親から子へと世代が下がるにつれ，発症年齢が早くなり，重症化する（遺伝的表現促進）．

ハンチントン病は，進行性の運動機能障害，認知機能障害，精神機能障害をもち，平均発症年齢は35～44歳である．*IT15*遺伝子のCAGの反復配列は，正常では11～34回であるが，ハンチントン病患者では36回以上と異常な増幅を認め，反復配列が多いほど発症年齢が早くなる．この反復配列の増加は精子形成時に生じ，父親から受け継いだ場合にのみ起こるといわれている．

筋強直性ジストロフィー1型は，軽症では白内障，軽度の筋強直現象がある．重度では出生時に筋緊張低下と全身の著明な筋力低下が認められる．*DMPK*遺伝子のCTGの反復配列は，正常では5～34回であるが，筋強直性ジストロフィー患者では50回以上と異常な増加を認め，反復配列が多いほど発症年齢が早くなり，重症化する．この反復配列の増加は，多くの場合，母親から受け継いでいるといわれている．

減数分裂と遺伝学的多様性

1｜減数分裂

減数分裂とは，生殖細胞系の卵原細胞，精原細胞が卵細胞や精子を形成する特殊な分裂である．DNA複製は1回のみで，2回の連続した細胞分裂（第一減数分裂と第二減数分裂）にて4つの生殖細胞ができる．この生殖細胞は一倍体であり，卵子と精子が受精することにより二倍体となる．1つの細胞の核に含まれる48本のDNAは，核内での分布領域が決まっており，相同染色体（父由来と母由来）のDNAの核内分布は90°以上離れている．減数分裂の初期にはDNAが複製され，複製された2つのDNAがコヒーシンにより接着されている．

次の第一減数分裂の初期において，離れている相同染色体が互いを識別することで対合し，交差により遺伝子情報の組み換えを起こす．第一減数分裂では相同染色体が2つの娘細胞に配分され，第二減数分裂にて姉妹染色体分体が娘細胞に配分されることで減数分裂が終了する．

卵母細胞は，胎生期後半に第一減数分裂初期の状態で停止する．月経が始まる年齢になると，性腺刺激ホルモン（FSH）により卵子が成熟し，第二減数分裂中期の状態で排卵され，卵管にて精子と受精することで第二減数分裂を終了する．精母細胞は，性成熟する思春期になると精巣の精細管で減数分裂を行い4個の精細胞が形成され，その後精子へと分化する．

2｜遺伝学的多様性

生殖細胞の卵子と精子は一倍体なので23本の染色体をもつ．卵母細胞，精母細胞は，体細胞と同じ46本の二倍体であり，この46本の染色体は，父方の23本と母方の23本からなる．生殖細胞が23本になるためには，父方と母方のどちらかの染色体を1本ずつ選択する必要がある．この染色体の組み合わせは840万通りある．840万通りの組み合わせをもつ卵子と精子が受精するため，受精卵の組み合わせは70兆通りをこえる．一卵性双生児以外の兄弟，姉妹において，同じ組み合わせをもつ確率は，70兆分の1以下ときわめて低くなる．また，減数分裂において相同染色体上で交差が起こるため，同じ組み合わせをもつ確率はさらに低くなる．このように，両親由来のさまざまな遺伝情報が組み合わされることで多様性が生まれる．

参考文献
1) 日本遺伝子分析科学同学院 遺伝子分析科学認定士制委員会編：遺伝子検査技術―遺伝子分析科学認定士テキスト―．改訂第2版．宇宙堂八木書店，2016．
2) 新川詔夫，太田 亨：遺伝医学への招待．南江堂，2017．
3) 福島義光監訳：トンプソン＆トンプソン 遺伝医学．メディカル・サイエンス・インターナショナル，2013．
4) 池内達郎，小原（齋藤）深美子，他：最新臨床検査学講座 遺伝子・染色体検査学．医歯薬出版，2015．

6 世界で使用されている PGT-A 解析手法の現況

桜庭喜行
Varinos株式会社

1 次世代シーケンサーの進歩と医療への応用

　2007年，まったく新しい概念で大量のDNA配列を解読することができる次世代シーケンサー（NGS：next generation sequencer）が市場に登場した．従来の方法であるサンガー法をキャピラリシーケンサーで実施する場合とはまったく比較にならないほどの莫大な量のデータを一度に産出するNGSの出現は，ゲノム分野における大きな技術革新だった．さらに驚くことに，その後毎年のようにバージョンアップによる産出データの増大と急激なコストダウンを繰り返し，2017年に発売されたイルミナ社の最新機種が一度の解析で産出するデータ量は最大で6 Tb（6,000,000,000,000塩基）となった．その間，ヒト1人の全ゲノム配列を解読するためのコストは，当初の200億円程度（機器・人件費含まず）から約10万円（機器・人件費含む）になり，たった10年間で約20万分の1に減少した（表1）．さらに，何年か後には，ヒト1人の全ゲノム解読コストは1〜2万円になることも予想されている．

表1　DNAシーケンス法の変遷とデータ量およびコスト

		1ランあたりの最大データ量		全ゲノム解析のコスト(ヒト1人)	
2007年	サンガー法（ABI3700）	70 Kb	70,000 塩基	約200億円（減価償却・人件費含まず）	20,000,000,000 円
	次世代シーケンサー（ロシュ・GS20）	20 Mb	20,000,000 塩基	約5億円（減価償却・人件費含まず）	500,000,000 円
2017年	次世代シーケンサー（イルミナ・NovaSeq）	6 Tb	6,000,000,000,000 塩基	約10万円（減価償却・人件費含む）	100,000 円

はじめは主に基礎研究の分野で活躍していたNGSも，近年ではさまざまな医療の現場で利活用されるようになってきた．今後，応用分野の拡大とともに，さらにコストダウンが進めば，数年後の臨床現場ではNGSが日常的に不可欠なものとなっていてもまったく不思議はない．

　NGSは，膨大な数の短いDNA配列（ショートリード）を産出するという特徴から，単にDNA配列を決定するだけでなく，その配列数をカウントすることにより核酸（遺伝子や染色体）の量が測定できるようになった．これまでにさまざまな解析方法が開発されてきており，トランスクリプトーム（遺伝子発現）解析や細菌叢解析，さらには母体血を用いた出生前遺伝学的検査（NIPT）や着床前染色体異数性検査（PGT-A）への応用は，まさにショートリードNGSの定量性という特徴をうまく利用している．本章では，NGS技術の進歩によって可能になったPGT-A解析方法の仕組みや特徴について，各社から販売されているさまざまな解析キットを紹介しながら概説する．

NGSを用いたPGT-Aの技術

　母体年齢が35歳を過ぎると流産率が急激に上昇する．これまで蓄積されてきたデータから，その流産の主要な原因は受精胚の染色体異数性であることがわかってきた．PGT-Aを実施すれば，胚の染色体の数的異常を胚移植前に検出することが可能になる．つまり，PGT-Aは流産を避けるための技術であり，染色体数が正常な胚を確認してから胚移植を実施すれば，どの年齢であっても流産率を低くおさえることが可能になる．PGT-Aにおいて，以前はfluorescence in situ hybridization (FISH) やマイクロアレイ（aCGH）技術が使用されていたが，この数年で急速にNGS技術への切り替えが進んでおり，他国ではすでにNGSを使ったPGT-Aが主流となっている．

　NGS（図1）から産出される生データは，基本的には短いDNAの文字列（A, T, G or C）であり，現在最も広く使われているVeriSeq PGS（イルミナ社）というPGT-A用のキットを使った場合，1断片につき36塩基（文字）の情報を，1検体あたり100万断片ずつ解読して配列を取得する．ランダムに解読された配列は，reference配列（標準配列）を検索・比較（mapping）することにより，本来どの染色体のどの位置に存在する配列なのかという情報が付加される．これらの情報をもとに，各染色体ごとに何断片の配列がその検体中に存在していたかを集計し，ソフトウェア上で計算・補正をすることにより各染色体の数量を推測する．ランダムに配列を取得するので，元々存在したDNAの量に応じて配列の数量が集計される．図2は，その染色体の数量をソフトウェア上で可視化したものである．X軸上の数字（1-22, X, Y）は各染色体の番号を示してお

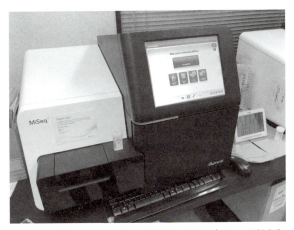

■図1 次世代シーケンサー(NGS):MiSeq(イルミナ社製)

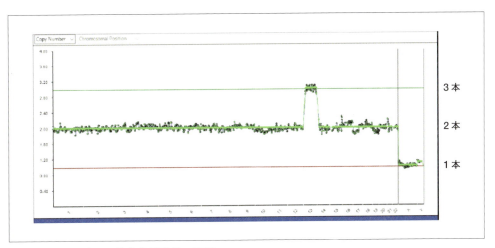

■図2 PGT-Aにおける染色体異数性の表示
13トリソミーの例．イルミナ社 VeriSeq で解析し，BlueFuse ソフトウェアで結果を表示した．13番染色体が3本分表示されている．

り，すべての染色体を1番から順に横に並べたかのように表示される．縦軸は染色体の数量を示しており，プロットの中心の横線が染色体2本分，上の横線（緑）が染色体3本分，下の横線（赤）が染色体1本分の数量を示している．図2の例の場合，13番染色体のデータが上の横線にプロットされており，解析対象の検体では，元々13番染色体に由来するDNAが1.5倍多く存在していたこと，つまり，13トリソミー（染色体3本分）であったことを示している．また，この胚は男性であるため，性染色体の構成はXYとなり，それぞれ1本ずつなので下の横線上（染色体1本分）にプロットされている．ちなみに，胚が女性だった場合は，X染色体が2本なので中央の横線上にプロットされる．

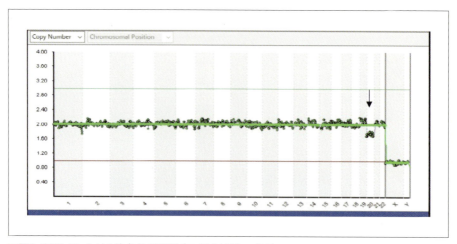

■図3 PGT-Aにおける染色体異数性（モザイク胚）の表示
モザイクの一例．20番染色体（矢印）のプロットは1本と2本の中間に位置しており，モザイクモノソミーを示唆している．この例は約30％モザイクと推測される．

　PGT-A技術にNGSが使われるようになり，従来法に比べて異数性の検出感度が飛躍的に高くなった[1]．この技術革新により，従来のaCGH法では検出できていなかったモザイク胚の異数性が検出できるようになった（**図3**）．したがって，"正常"，"異数性"，"モザイク"と3つのカテゴリーに区別して胚を評価することがスタンダードとなりつつある．モザイク胚の取り扱いについては課題が多く残されており，今後の臨床データの蓄積と議論を待たなければならないが，いままで正常として結果を返していたものを明確に正常とモザイクとに区別して，胚移植の優先順位づけできるメリットは大きい．
　ちなみに，20％モザイクから80％モザイクまでを"モザイク"と定義することが世界的なコンセンサスとなっている．20％以下のモザイクは"正常"，80％以上のモザイクは"異数性（モノソミーあるいはトリソミー）"と判断される．最近では，20〜40％あるいは20〜50％モザイクを低レベルモザイク，40〜80％あるいは50〜80％モザイクを高レベルモザイクと細分化して判定することも提唱されている．
　また，NGSによるPGT-A解析では，部分的な染色体異数性のモザイク（mosaic segmental aneuploidy）の検出も十分な感度と定量性をもって可能である[3]．

3　さまざまなPGT-A用解析キット

　2014年にイルミナ社からNGSベースのPGT-Aキットが発売されて以来，さ

表2 各メーカーが提供しているPGT-A解析キットとその特徴

メーカー	イルミナ	サーモフィッシャー	RHS (Perkin-Elmer)	Berry Genomics	Yikon Genomics	Rubicon	アジレント
キット	VeriSeq PGS	ReproSeq	PG-Seq	ChroSure	ChromInst	PicoPlex DNA Seq	OnePGT
全ゲノム増幅法	SurePlex (PCR-based)	PicoPlex (PCR-based)	DOP-PCR (PCR-based)	SUGA (PCR-based)	MALBAC (PCR-based)	PicoPlex (PCR-based)	MDA
シーケンス試薬	キットに含む	キットに含む	なし(各プラットフォームに合わせて自分で購入)	?	なし(各プラットフォームに合わせて自分で購入)	なし(各プラットフォームに合わせて自分で購入)	?
シーケンス機器	MiSeq	Ion PGM/S5	MiSeq, NextSeq 550, Ion PGM/S5	NextSeq CN500	MiSeq, NextSeq, Ion PGM/Proton	MiSeq, HiSeq, NextSeq 550	NextSeq 550
解読方式	1 × 36 bp	200 bp	1 × 75 bp	1 × 36 bp		1 × 35 bp	2 × 75 bp
データ解析	BlueFuse	Ion Reporter	PG-Seq software	CNV-Seq	ChromAnalyzer	なし	?
1回のランで解析可能な検体数	24検体	チップに依存. 16, 24, 96検体	プラットフォームに依存. MiSeqならば48検体	96検体	プラットフォームに依存.	自由	?
染色体異数性	○	○	○	○	○	○	○
モザイク	○	?	?	○	?	?	?
不均衡型転座	○	○	○	○	?	?	?
部分的な染色体異数性	○	△	△	○	?	?	?
PGT-Mとの併用	×	△ BIOARRAY社がキットを販売	○	?	×	×	○

さまざまなメーカーからPGT-Aキットが提供されている（**表2**）．主な構成要素としては，①解析機器（シーケンサー），②全ゲノム増幅試薬，③ライブラリー調製試薬／シーケンス試薬，④解析ソフトウェアがあげられる．それぞれ

の組み合わせにより各社工夫がある．

1 | 解析機器

現状でPGT-Aが実施できるNGS機器を選ぶ場合，イルミナ社製（MiSeq, NextSeq）かサーモフィッシャー社製（Ion PGM, Ion S5, Ion Proton）のどちらかを選ぶことになる．それぞれスループット（1度に解析可能な検体数）が異なる複数の機種を販売しているため，解析の規模で機種を選択することになる．機種によって初期投資に必要な費用が1千万円単位で異なるため，1回あたりで解析できる検体数やランニングコストなど，総合的なバランスを考えながら機種選定をすることになる．

2 | 全ゲノム増幅

PGT-Aにおいては，受精胚の一部をバイオプシーで採取した細胞が検体となるため，シングルセル，あるいは多くても10個程度の細胞から得られるゲノムDNAを出発材料として解析する必要がある．そこから得られるDNA量はごく微量であるため，PGT-A技術に全ゲノム増幅技術は必要不可欠である．現在この分野で利用されている全ゲノム増幅技術には，大きく分けて2種類の方法（MDA法とPCR法）がある．本項ではそれぞれの詳細については省略するが，Phi29 DNAポリメラーゼを使用するMDA（multiple displacement amplification）法は，長鎖DNAを効率よく合成し，ポリメラーゼのDNA複製エラーも少ないことから，後述するPGT-M（単一遺伝子疾患のPGT）との併用で実力を発揮する．しかし，DNA増幅のバイアスが配列依存的ではなく定量性が劣るため，現状のほとんどのメーカーはPCR法をベースとした方法を全ゲノム増幅法に採用している（**表2**)[4]．

3 | 染色体異数性の検出

基本的にどのメーカーの方法も，増幅したDNAの配列を解読してその配列の数量を定量し，染色体ごとに標準化することにより，各染色体の本数を推定する．どの方法を使っても，遜色なく染色体異数性（トリソミーやモノソミー）を検出することができる．ただし，データの表示方法は各社解析ソフトウェアによって異なっている．そのなかでは，イルミナ社VeriSeqキットにおけるBlueFuseソフトウェアの補正方法が特に優れており，他社と比べてS/N比（シグナルとノイズの比）が非常に高い[2]．そのため，染色体の数量についての解像度が高く，データの解読判別が容易になることに加えて，鮮明にモザイクを検出できることが特徴となっている（**図3**）．

ちなみに，どの方法を使ったとしても，NGSによるPGT-A解析では，1回のランで複数（16～96）の検体を同時に解析することになる．これは，サンプル

調製の際に検体ごとに異なる配列のアダプター配列（インデックス）を付加することで実現している．すべての検体が混合されたかたちでまとめて配列解読が実施されるが，産生されたデータは，このインデックス配列によって各検体ごとに分別され，最終的にはそれぞれ個別にデータ解析が実施される．また，1検体あたりの配列データ量（リード数）は，部分的な染色体異数性（欠失や重複）をどの程度細かく検出できるかの解像度と直結する．一般的に，リード数が多くなれば，より小さい欠失や重複を検出できるようになる．

4｜データ解析とレポート

NGSによりモザイクや部分的な異数性が検出できるようになったが，各メーカーが提供しているデータ解析ソフトウェア（イルミナ社であればBlue-Fuse）では，それらを自動的に判定できるわけではない．したがって，通常はチャート（図2や図3）を目でみて人が判断することになる．データの解釈にはトレーニングと習熟が必要である．また，現在はまだPGT-A技術の過渡期であるため，臨床データの蓄積に伴って判定のクライテリアも変化する．我々のラボでは判定プロセスを自動化し，より客観的な判定ができるように独自のソフトウェアの開発を進めている．

検査ラボの実際

1｜ラボの動線

PGT-Aを実際に検査として運用するためには，検査室の動線が非常に重要な要素となる．前述のとおり，数個の細胞から抽出されたごく微量のDNAを増幅して解析に使用するため，増幅ずみのDNAを少しでも増幅前の検体に持ち込んでしまうと目的の検体由来ではないDNAを観察することになり，解析の前提が崩壊する．pre-PCR室とpost-PCR室を明確に区別し，それぞれの部屋で使う実験器具や白衣，マスク，手袋などの装備も部屋ごとに独立で使用することで，増幅したDNAをpre-PCR室に持ち込まない運用が重要となる．

2｜クオリティコントロール

正確で安定したPGT-A検査の運用のためには，クオリティコントロール（quality control：QC）が重要である．NGSによるPGT-A解析におけるQCは，下記の各工程で適宜実施されるべきであると考える．
　①検体受付時：受精胚バイオプシーサンプルの有無や保存状態の確認
　②全ゲノム増幅後：各検体のDNA収量やネガティブコントロールにおけるDNA増幅の有無の確認

③ライブラリー調製後：ライブラリー収量などの確認
④シーケンス後：シーケンス品質，シーケンスリード数，mappedリード数（ゲノムの1カ所にだけマッピングされるリードのこと）などの確認

3｜精度管理と衛生検査所登録

2017年の医療法改正で，ヒト由来の検体を外注で検査する場合には，衛生検査所登録された検査ラボに委託することが義務づけられることになった．精度管理の徹底を目的とした法改正であり，研究として実施される検査にも法律が適用されるとのことで，2018年末より施行となる．検査を出す側の医療機関に対する罰則規定が追加されているので，検査ラボを選ぶ際には注意が必要である．

NGSによるPGT-Aの限界

PGT-Aの測定原理がNGSになり，すべての遺伝子の異常もみつけられるようになったのではないかと感じるかもしれないが，それは誤解である．現在市販されているPGT-Aに用いる解析キットでは，基本的には染色体の本数単位の増減しか検出できない．場合によっては20 Mb以上の部分的な欠失や重複も検出するが，遺伝子単位の増減や塩基レベルでの変化を検出するようなデータは産出されない．技術の可能性と限界をきちんと把握して使用することが重要である．

PGT-AとPGT-Mの併用

ここ数年，遺伝性疾患を対象としたPGT-Mには，SNPアレイを使用したkaryomapping法が用いられてきた[5]．基本原理はハプロタイピング法であり，疾患遺伝子およびその周辺領域のSNPをタイピングすることで，疾患遺伝子変異が存在する染色体をもっていない胚を選別する．PGT-Mを実施する際にも，胚の染色体異数性を検出して流産を避けたいという需要があるが，このkaryomapping法では全ゲノム増幅法にMDA法が使われているため，PCR法をベースとする異なる全ゲノム増幅法を使っているPGT-Aとの併用ができないのが問題だった．つまり，従来はPGT-MとPGT-Aを両方実施したい場合は，別々に2回バイオプシーをする必要があり，とても現実的ではなかった．近年，PGT-MとPGT-Aを同時にNGSで解析してしまう方法が複数の会社から次々と開発されてきており，1回のバイオプシーで，疾患遺伝子変異をもたない染色

体を選びながら，染色体異数性がない胚を選択することが可能になってきた．その基本となる原理はkaryomapping法と同じで，SNPを用いたハプロタイピングである．前述したとおり，PGT-Aの手法ではSNPをタイピングできるだけのシーケンスデータ量を産出していないため，全ゲノム増幅の後に，特別に設計した遺伝子パネルにより疾患の原因遺伝子およびその周辺配列を重点的に増幅し，配列解読することでPGT-AとPGT-Mを同時解析することを可能にしている．

おわりに

倫理的な課題をはらみながらも，PGT技術は年々進歩している．最新技術を盲目的に導入するべきではないが，その時代に適応できる最新技術を把握し，その利点と欠点を検討しながら，医療としてどのように技術を使っていくのかを議論し続けてゆくことは重要なのではないだろうか．

参考文献

1) Fiorentino, F., Bono, S., Biricik, A., Nuccitelli, A., Cotroneo, E., Cottone, G., Kokocinski, F., Michel, C.E., Minasi, M.G., Greco, E.：Application of next-generation sequencing technology for comprehensive aneuploidy screening of blastocysts in clinical preimplantation genetic screening cycles. *Hum. Reprod*., **29**(12)：2802〜2813, 2014.
2) Biricik, A., Cotroneo, E., Bono, S., Surdo, M., Minasi, M.G., Cursio, E., Greco, E., Fiorentino, F., Spinella, F.：Detection of segmental aneuploidy and mosaicism in preimplantation embryo model by next generation sequencing methodologies. *Reprod. Biomed. Online*., 36：e15, 2018.
3) Goodrich, D., Xing, T., Tao, X., Lonczak, A., Zhan, Y., Landis, J., Zimmerman, R., Scott, R.T. Jr., Treff, N.R.：Evaluation of comprehensive chromosome screening platforms for the detection of mosaic segmental aneuploidy. *J. Assist. Reprod. Genet*., **34**(8)：975〜981, 2017.
4) Ning, L., Li, Z., Wang, G., Hu, W., Hou, Q., Tong, Y., Zhang, M., Chen, Y., Qin, L., Chen, X., Man, H.Y., Liu, P., He, J.：Quantitative assessment of single-cell whole genome amplification methods for detecting copy number variation using hippocampal neurons. *Sci. Rep*., **19**(5)：11415, 2015.
5) Handyside, A.H., Harton, G.L., Mariani, B., Thornhill, A.R., Affara, N., Shaw, M.A., Griffin DK.：Karyomapping：a universal method for genome wide analysis of genetic disease based on mapping crossovers between parental haplotypes. *J. Med. Genet*., **47**(10)：651〜658, 2010.

7
NGSを用いたPGT-Aのデータ解析の実際

田村結城,三東光夫

日本リプロジェネティクス株式会社

はじめに

　着床前スクリーニング（PGS：preimplantation genetic screening）は，現在では着床前遺伝学的検査（PGT：preimplantation genetic testing）のひとつとして，染色体の異数性を調べるPGT-A（preimplantation genetic testing for aneuploidy）とよばれている．PGT-Aの目的は流産の予防であり，胚の染色体数を網羅的に検査し，染色体数が正常な胚を選択して移植することができる．結果的に流産を避け，移植あたりの妊娠率が上がるだけでなく，治療期間の短縮，精神的負担の軽減などにつながる可能性がある．かつては，蛍光 in situ ハイブリダイゼーション（FISH：fluorescence in situ hybridization）による主要な染色体のみの解析が主流であったが，24種類すべての染色体について解析可能なアレイ比較ゲノムハイブリダイゼーション（aCGH：array comparative genomic hybridization）法，最近はさらに高速・高分解能の次世代シーケンサー（NGS：next generation sequencer）を用いたNGS法へと発展してきた．検体も，分割期胚の割球から，より多くの細胞が得られ胎児への影響がほとんどない胚盤胞の栄養外胚葉（TE：trophectoderm）の検査が主流となった．本章ではまず，TE生検（バイオプシー）した細胞について，イルミナ社のVeriSeq PGS Assay Kitを用いたPGT-Aを行う際の検体の取り扱いに関する注意事項について述べる．次に，NGSのデータの見方と，解析における注意点について概説する．最後に，NGSのデータの評価と，移植の可否の判定について考察する．

1　検査の流れ

　VeriSeq PGS Assay Kitでははじめに，SurePlex DNA Amplification KitによるTE細胞からのDNA抽出と，PCRによる全ゲノム増幅を行う．DNA増幅の有無は電気泳動で確認され，この時点で増幅が確認できなかった場合は，以降の検

査に進むことはできない．次に，VeriSeq Library Preparetion Kitを用いて，DNA断片化と解析用のタグの付加，クリーンアップとライブラリーの濃度調整を行い，最終的なサンプルとなる．このサンプルについて，MiSeq system（NGS）を用いて，36 bp分の配列情報を網羅的に取得する．得られた36 bpの配列を，解析ソフトBlueFuse Multi（BFM）を用いて解析し，ヒトゲノムのレファレンス配列と照合することで，どの染色体の配列かを同定する．最終的に全24種類の染色体のcopy number，つまり胚の染色体の異数性に関する情報が得られ，移植の可否の判定に用いられる．

検体の採取，保管，搬送

　PGT-Aでは，各クリニックでバイオプシーした細胞をPCRチューブに採取し，検査を自施設で行う場合を除き，検査会社に搬送する必要がある．本項では，検体の採取，保管，搬送に関する注意点を述べる．

1｜PCRチューブの準備

　0.2 mLのPCRチューブを用意し，蓋または側面に検体番号などを記入する．PCR反応を行うサーマルサイクラーは，穴の開いたブロック（サーマルブロック）にPCRチューブをセットし，上から蓋（ヒートリッド）で押さえつける構造になっている．そのために，検体番号などを記入する際，PCRチューブにラベルなどを巻いてしまうと，サーマルブロックにセットできず，剥がすことになってしまうため，ラベルは使用せずに直接PCRチューブに記載する．また，サーマルブロックとヒートリッドは，PCR反応中非常に高温になるため，記載する場所によっては文字が消えてしまい，検体の取り違えにつながるおそれがある．そのため，チューブ側面の中央より下の部分（底に近い部分）や，蓋のドーム部分への記載は避ける．

2｜コンタミネーションの防止

　PGT-Aの検体に混入すると困るものは，微生物など，検体以外のものに由来するDNA，DNaseが考えられるが，一般的なクリニックでこれらを完全に除去することはむずかしいため，PGT-Aで使用するチューブやチップ類は，DNaseフリー，DNAフリー，滅菌ずみものを購入して使用することが望ましい．

3｜検体の採取

　バイオプシーした細胞は，バイオプシーに使用した2～3 μLのバッファーとともに，PCRチューブに入れる．この液量が多すぎると，全ゲノム増幅時の酵

素反応に影響するため注意する．細胞片が確実にチューブ内に入れられたことを確認した後，卓上遠心機でスピンダウンし，顕微鏡で採取した細胞片がチューブの底にあることを確認する．

4｜ネガティブコントロールの準備

検体とは別に，バイオプシーに使用した2〜3 μLのバッファーをPCRチューブに入れ，ネガティブコントロールとして準備する．これは，DNA増幅のネガティブコントロールとしてだけでなく，バッファーやチューブへのDNAのコンタミネーションの有無の確認に使用される．

5｜検体の保存

検体番号などが判別できる状態で，パラフィルムで蓋にシールをし，−20℃で冷凍保存する（冷蔵での保存は避ける）．

6｜検体の搬送

冷凍した検体は，ドライアイス，または保冷剤を入れた発泡スチロール容器などに入れて送る．特に夏場はドライアイスでの搬送が望ましい．その際，緩衝材や新聞紙などを入れて，なるべく隙間が少ない状態で梱包する．搬送中にPCRチューブが破損するおそれがあるため，PCRチューブが硬いドライアイスや保冷剤で直接圧迫されないように注意する．

3 NGSデータの見方

図1に，NGSで得られるデータ（チャート）の例を示した．ヒトの全ゲノム配列は約30億bpあり，これを約100万bp（1 Mbp）ずつに分割すると約3,000個に分割することができる．チャートの緑の点1個は，この約1 Mbpの領域（binとよぶ）を示していて，チャートはbinごとに該当する配列が何断片ずつ存在したかを集計した結果を表している．横軸は染色体番号を示し，それぞれの染色体について短腕から長腕方向に，左から順に並んでいる．縦軸はcopy numberを示しており，2本の染色体をもつ場合（ノーマル）は2となり，3本（トリソミー）の場合は3，1本（モノソミー）の場合は1となる．2本の染色体をもつノーマルの場合に比べ，copy numberが増加している場合をgain（ゲイン），減少している場合をloss（ロス）とよぶ．

図1のチャートは，13トリソミーのデータを示している．染色体数変化の考え方は，たとえば13番染色体の配列は約1億1800万bpあり，ヒトの全ゲノム配列は約30億bpなので，13番染色体が全ゲノム配列中に占める割合は1.18/30

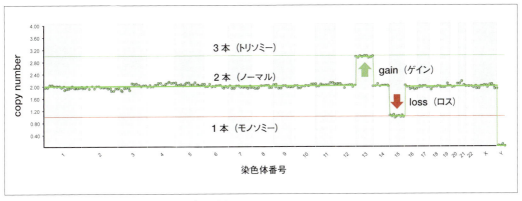

■**図1 NGSを用いたPGT-Aで得られるデータ例**

≒3.9%となる．もし染色体数が正常であれば，13番染色体に由来する配列が3.9%存在することになる．ところが，13番染色体由来の配列が5.9%存在したら，1.5倍存在するのでトリソミーであると推定できる．このようにして，ヒトの24種類すべての染色体の数を網羅的に調べることができる．

染色体の数的異常は，その発生機序によって2つに大別される．1つは，卵子の減数分裂時の染色体分配異常に由来する数的異常で，受精後発生する胚の細胞すべてが異常となるため構成的染色体異常ともよばれる．母体年齢の上昇とともに増えることが知られているのは，この数的異常である．もう1つは，受精後の細胞分裂の異常に由来する数的異常で，正常な細胞と異常な細胞が混在することからモザイクとよばれる．母体の年齢に関係なく起こる異常である．また，染色体の一部で起こる微小欠失，重複は，均衡型相互転座保因者の減数分裂で生じる不均衡型の染色体に由来するものと，受精後の細胞分裂の異常に由来する場合の両方がある（図2）．

BFMの判定は，自動判定されるものとされないものに大別される．BFMで自動判定される異常は，以下の2つの条件を満たす時のみである．

①1つの染色体全領域の50%以上の領域で起きている変化であること．

②copy numberで50%以上gainまたはlossしていること．

逆にどちらか一方でも，これら条件に満たない場合は自動判定されない．BFMで自動判定されるものは次の①～④（図3上段）で，チャートの緑のラインが変化に応じて自動的に移動する．自動判定された異常は，異常の可能性が高いと判断し，移植すべきではないと考える．

①染色体全領域が，ほぼ100% copy numberで1の位置までlossしているので自動判定される（モノソミー）．

②染色体全領域が，copy numberで約60% lossしているので自動判定される（モザイクモノソミー）．

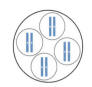
ノーマル
胚を構成する細胞全体で，染色体が2本ある．

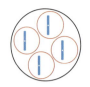
モノソミー
胚を構成する細胞全体で，染色体が1本になる．

モザイクモノソミー
胚を構成する一部の細胞に，染色体が1本の細胞が混在．

部分モノソミー
胚を構成する細胞全体で，染色体の一部が欠失している．

トリソミー
胚を構成する細胞全体で，染色体が3本になる．

モザイクトリソミー
胚を構成する一部の細胞に，染色体が3本の細胞が混在．

部分トリソミー
胚を構成する細胞全体で，染色体の一部が重複している．

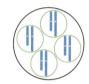

■図2　染色体の数的異常

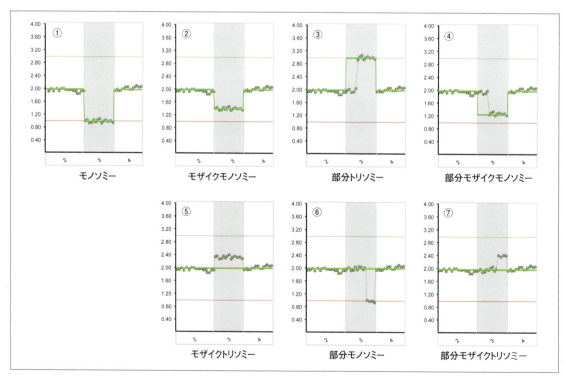

■図3　解析ソフトBFMで自動判定される例とされない例

③染色体の50％以上の領域が，ほぼ100％ copy number で3の位置まで gain しているので自動判定される（部分トリソミー）．

④染色体の50％以上の領域が，copy number で約70％ loss しているので自動判定される（部分モザイクモノソミー）．

一方，BFMで自動判定されないものは以下の⑤〜⑦（図3下段）で，チャートの緑のラインが自動で移動することはない．現時点でノイズとモザイクを見分ける明確な指標がないため，あくまで異常の可能性と判断し，ノイズとの明確な判別ができているわけではない点に注意する．

⑤染色体全領域で変化しているが，copy number で50％に満たない gain のため，自動判定されない（モザイクトリソミー）．

⑥ほぼ100％ copy number で1の位置まで loss しているが，染色体の50％に満たない領域での変化のため，自動判定されない（部分モノソミー）．

⑦染色体の50％に満たない領域の，copy number で50％に満たない gain のため，自動判定されない（部分モザイクトリソミー）．

部分モノソミーや部分トリソミーについては，BFM上では，過不足のある領域が染色体上のどの位置にあるかをおおまかに知ることが可能である．また，モザイクについては，copy number が2のノーマルに対して，何％程度の copy number の増減があるかを目視で確認することで，おおよそのモザイク頻度を求めることも可能である．

NGSランのクオリティチェック

MiSeqを用いた塩基配列解析では，ガラス基板（フローセル）上に合成された無数のDNAの束（クラスター）について，配列情報を網羅的に取得している．その反応は，①蛍光標識された塩基の取り込み，②蛍光イメージの取得，③次の塩基を取り込むためのブロックの不活化，④蛍光の除去，からなり，この繰り返しによって配列を決定する[1]．NGSランが問題なく実施されたか否かを評価するために，以下の5つの項目について，許容範囲内に収まっていることを確認する．

①クオリティスコア（％Q30）：シーケンスした1塩基ごとの，塩基決定（コール）の精度を表した値．Q30の場合，塩基が誤ってコールされる確率は1/1,000，つまり正確性は99.9％であり，Q30以上だった塩基の割合が％Q30である．理想は95％以上，最低でも90％は必要である．

②クラスター密度：フローセル上に形成されたクラスターの密度．低いと十分なリード数が得られず，高いとクラスター同士が重なってしまいミスリードの原因につながる．理想は1,200〜1,400 K/mm^2，最低でも1,100〜1,600 K/mm^2

の範囲である．

　③cluster passing filter（PF）：クラスター同士が重なり，蛍光を識別できない場合は，フィルタで除去している．このフィルタをパスした（比で0.6以上）クラスターの％を示し，クラスターの純度の指標となる．この値が低い場合，オーバークラスター，塩基に偏りがある，流路系の汚れなどが考えられる．理想は95％以上，最低でも80％は必要である．

　④phasing/prephasing：シーケンシングの化学反応において，一部の塩基の反応が遅れたり（phasing），逆に進みすぎたり（prephasing）することがあるため，前後の塩基の情報から補正をかけている．それぞれphasingとprephasingがみられたクラスターの％を示しており，低いほどよく，高いと流路系の汚れや温度の影響，試薬の問題などが疑われ，ノイズの原因になる．理想は0.5/0.05以下，最低でも0.65/0.1以下がよい．

　⑤FWHM（full width half max）：蛍光検出系においてフォーカスがうまくとれているかの指標となる．蛍光強度の最大値の半分の時のクラスターの幅を示している．ライブラリーの長さに依存するが，通常2～4の値をとり，ほぼ水平に推移する．スパイクが観察されたり，ランの途中から激しく上下する場合は，フォーカスがとれていない可能性がある．

5　サンプルベースのクオリティチェック

　ランのクオリティとは別に，サンプルごとにデータのクオリティや，判定の信頼性に関する値を参照することができる[2]．主なものを以下にまとめた．

　①average quality score（Q-score）：コールされた塩基の信頼性の指標となる値．Q-scoreが30であれば，間違いである確率が0.1％であることを示している．35付近の値が理想で，最低でも30以上がよい．

　②number of total reads：1サンプルあたりの全リード数．1,000,000付近が理想で，最低でも700,000以上がよい．

　③number of mapped reads：全リードのうち，通常約80％がヒトゲノムの配列と一致する．ゆえに800,000付近の値が理想で，この値が著しく低下した場合はコンタミネーションの可能性がある．

　④number of reads after filtering：フィルター後のヒトゲノム配列と判定されたリード数で，全リードのうち約60％がコールされる．500,000付近が理想で，最低でも250,000以上がよい．

　⑤overall noise（DLR）：それぞれの染色体の領域でコールされたcopy numberのばらつきを示す．0.3以下であることが望ましく，0.4以上であればDNAの質が低い，または増幅反応に問題があった可能性がある．

⑥detailed result：imbalances（異常）欄には，BFMが自動で判定したG（gain）やL（loss），または未記載（normal）の結果を示す．confidence（信頼度）は，BFMがどれだけ正確にコールできているかを示す信頼性の指標となる．VeriSeqの場合は1〜0の値をとり，1.0であればかなり信頼性が高いことを，0.5では判定が誤りである可能性が半分程度あることを示し，判定が正しいか否かの確率だと考えてよい．ノイズが多く波形がブレている場合など，結果の判定がむずかしい時にconfidenceは低くなり，0.9以上であることが推奨されている．

チャートの乱れ（ノイズ）の原因

　チャートが部分的，または全体的に乱れることがあり，原因は検体の質によるものから，測定原理，機器の都合上対処方法がないものもある．ノイズの高いデータや波打ったようなデータでは，低頻度のモザイクとノイズとの見分けが困難であり，データの解釈に注意が必要である[3]．

1 | DNAの分解，アーチファクトの非特異的増幅

　ノイズが発生する主な原因は，検体（DNA）の質と，アーチファクトの非特異的増幅によるものである．その原因は，バイオプシーのミス，DNAに生じたキズ（nick），細胞死に伴うDNAの分解，細胞溶解やPCRの阻害物質の混入，ミスプライミングなどが考えられる．SurePlexによる全ゲノム増幅の後，アガロースゲル電気泳動を行うことで，DNA増幅を確認することができる．通常100〜1,000 bpのスメアなDNA断片が得られるが，増幅が確認できない場合はNGSを行っても解析できないことがほとんどである．

2 | S-phase artifact

　細胞のDNA複製はMbp単位の複製ドメインレベルで起こるため，複製ドメイン単位でcopy numberの変化が起こり，NGSでは染色体同士の境目部分で微小欠失が起きているようにみえる．これはS-phase artifactとよばれており，S期の細胞が含まれていた場合に観察される現象である．バイオプシーした細胞の細胞周期がすべて同じとはかぎらず，S期の細胞を見分けることもできないため，現時点で解決策はない．

3 | コンタミネーション

　検体へヒト以外のDNAが混入した場合，DNA増幅は検体と同様に行われるが，解析の際にヒトの配列として認識されないものが多くなり，結果的にリード数が少なくなることで，ノイズの多いバラバラのチャートになると考えられ

る．検体へDNaseが混入した場合も，断片化したDNAがノイズの原因になると考えられる．しかし，ヒト由来DNAが混入した場合は，検体との区別ができないため，NGSでは判別することはできない．

4 | ベースラインのずれ

トリソミーの異常が多い検体の場合，チャートのベースラインが全体的に下にずれることがある．ベースラインがずれた場合，正確なcopy numberの判読が困難となるが，現時点で解決策はない．

5 | 性染色体のチャートの乱れ

X染色体の中央付近が部分的にlossしたり，Y染色体のcopy numberがX染色体に比べて下がることがある．これはライブラリー調製やランの条件の影響ではなく，VeriSeqの系でみられる非特異的な現象であり，現時点で解決策はない．

7 NGSで判定できない異常

NGSを用いても，測定原理上判定できない異常があり，以下にあげるような異常の判定には使用できない点に注意する[3]．

1 | 均衡型相互転座

相互転座は，異なる2本の染色体間で，一部の配列が相互に入れ替わる染色体の構造異常である．NGSでは，染色体のcopy numberに変化が生じた時に異常と判定できるため，配列が入れ替わったとしても，正味の染色体のcopy numberに変化が生じない均衡型相互転座を識別することはできない．一方で，相互転座保因者由来の胚では，不均衡型相互転座が起こる可能性が高く，2つの染色体間で，相互に部分モノソミーと部分トリソミーになる．**図4**は，t(3；4)(q22；q35)の相互転座保因者由来の胚で出現するパターンを示している．同一患者由来の胚でこのようなパターンが複数出現した場合，相互転座の保因者である可能性を疑う．

2 | 微小構造変化

NGSはこれまでの検査法に比べて検出感度が上昇したため，微小な構造変化を検出することができるようになってきた．数Mbp単位の微小変化を検出したとの報告もあるが，信憑性のある検出限界はおおむね10 Mbpくらいとされている．そのため，10 Mbp以下のサイズの微小構造変化は，検出できない可能性がある．

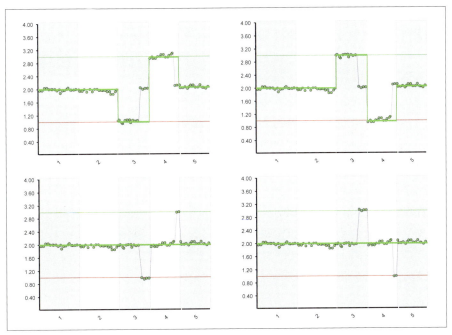

■図4 t(3;4)(q22;q35)の相互転座保因者由来の胚で出現するパターン

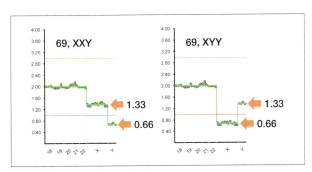

■図5 3倍体の可能性を疑う例

3 | 3倍体，4倍体

　69XXYや69XYYのような3倍体は，性染色体のcopy numberが正倍数体と異なるため，NGSで判定することができる特殊な例である．図5に示すように，性染色体のcopy numberが0.66，1.33付近となる検体は，3倍体の可能性を疑う．しかし，69XXXや92XXYYのような場合は，性染色体のcopy numberが正倍数体と区別できないため，NGSでは識別することができない．

4 | モザイク

　NGSで判定できるモザイク頻度の検出限界は20％（5個の細胞中，1個が異常

で他の4個が正常）とされており，それ以下の頻度のモザイクは，NGSであっても正確に判定することはできない．モザイクの主な発生原因は，染色体不分離だと考えられている．染色体不分離では，細胞分裂の際に染色体が分配されないため，同じ染色体のトリソミーとモノソミーが同時に発生する．仮に，同じ染色体のトリソミーの細胞とモノソミーの細胞が等量ずつ含まれていた検体の場合，相殺されてノーマルとなるため，偽陰性となる可能性がある．

5 | 反復領域

　染色体のセントロメアや短腕が短い染色体は，ノンコーディングの繰り返し領域を多く含むサテライトDNAとなっており，解析の対象として用いるのがむずかしい．そのため，一部の染色体のセントロメア領域や，13，14，15，21および22番染色体の短腕は，BFMで検出できない仕様になっており，この領域内にある異常はNGSでは識別することができない．

6 | 遺伝病などにかかわる遺伝子の異常

　NGSを用いたPGT-Aの場合，36 bpの配列情報を，1ランあたり最高で25,000,000リード読むことができる．つまり，1ランで得られる配列情報は，

　　36 bp × 25,000,000 = 900 Mbp

となる．通常1ランあたり24個の検体を解析するため，1検体あたり得られる配列情報は，

　　900 Mbp/24 sample = 37.5 Mbp

である．ヒトの全ゲノム配列を3,000,000,000 bp（3,000 Mbp）とすると，

　　37.5 Mbp/3,000 Mbp = 0.0125

となり，1検体あたりヒトの全ゲノム配列の約1/100程度の配列情報しか得られていないことになる．

　これは，36 bpの配列情報を，約3 Kbp（3,000 bp）につき1カ所しか読んでいない計算となるが，個々の染色体のcopy numberを知るためだけならば十分なデータ量である．しかし，遺伝子の変異などをみつけるためには当然不十分であり，遺伝病などにかかわる遺伝子の異常をみつけることはできず，個人の遺伝情報を知ることにはつながらない．

移植の可否の判定

　すべての染色体でcopy numberが正常と判定されたものを移植可能胚とし，BFMが異常と自動判定した胚は異常の可能性が高いと判断し，移植の候補から外すべきである．また，前述の判定基準によると，自動判定されないものの

なかには，50%には満たないが比較的高頻度のモザイク異常や，微小な欠失，重複なども含まれている．特に全体的にノイズが多い場合を除き，このような異常も異常の可能性が高いと判断し，移植すべきではないと考えている．移植の可否の判断に迷う症例は，判定はノーマルだがモザイクなのかノイズなのか判断のむずかしい増減がみられる症例と，モザイクの症例である．前者に関しては，やはりノイズとモザイクを見分ける明確な指標がないため，前述のチャートの乱れの原因に該当するか，データのクオリティや判定の信頼性，実際のチャートの増減の程度などを確認し，総合的に判断するしかない．後者については，海外でのモザイク胚の移植に関する見解が1つの判断材料になると考えられる[4,5]．モザイク胚は，正常とも異常とも異なる第3のカテゴリーとして位置づけられており，移植可能な正常胚が得られなかった場合や，今後正常胚が得られる可能性がきわめて低い場合に，選択肢のひとつとして考えられるようになってきた．モザイク頻度は高頻度のものより低頻度のものを優先し，子に異常が出るリスクの高い染色体のモザイク胚は優先順位を下げ，移植前後のカウンセリングと出生前診断を推奨している．低頻度のモザイク胚であれば妊娠する可能性があるが，正常胚に比べて着床率は低く，流産率は高いことが報告されている．今のところ，モザイク胚を移植して異常が出たとの報告はないが，モザイク胚移植の安全性や長期的にみた予後に関してはまったく分かっていないのが現状であり，専門的かつていねいな遺伝カウンセリングが必要である．

おわりに

　NGSを用いたPGT-Aは，感度や精度，スループット性が高く，安定した結果が得られる技術として世界で主流となっている．一方で，ノイズや原理上の理由で検出できない異常による判定のエラー，モザイクの検出や移植の可否など，未解決の問題も残されている．現在わが国では，PGT-Aの検査は一般に認められていないが，海外ではPGT-Aが抱えるこれらの問題を解決し，臨床検査としてさらに発展させるべく，活発に研究されている．わが国でもようやくPGT-Aの導入に向けた臨床試験が始まり，近い将来NGSを用いたPGT-Aが一般的になると思われる．NGSのデータから得られる情報や結果の解釈の仕方，移植の可否の考え方，NGSではわからない異常などの知識は，PGT-Aが臨床検査として導入された時に大変重要であり，本稿が少しでも手助けになれば幸いである．

参考文献
1) Illumina Sequencing by Synthesis.
https://www.youtube.com/watch?v=fCd6B5HRaZ8
2) VeriSeq PGS-MiSeq QC Assessment Guide.

https://support.illumina.com/content/dam/illumina-support/documents/documentation/chemistry_documentation/veriseq-pgs/veriseq-pgs-miseq-qc-assessment-technical-note.pdf

3) A Technical Guide to Aneuploidy Calling with VeriSeq PGS.
http://jp.support.illumina.com/content/dam/illumina-support/documents/documentation/chemistry_documentation/veriseq-pgs/veriseq-pgs-technical-guide-to-aneuploidy-calling-15059470-a.pdf

4) PGDIS position statement on chromosome mosaicism and preimplantation aneuploidy testing at the blastocyst stage.
http://www.pgdis.org/docs/newsletter_071816.html

5) Controversies in Preconception, Preimplantation, and Prenatal Genetic Diagnosis. CoGen position statement on chromosomal mosaicism detected inpreimplantation blastocyst biopsies.
https://www.ivf-worldwide.com/index.php?option=com_content&view=article&id=733&Itemid=464

8
着床前診断を始めた経緯と実際の経験からみえてきたこと

遠藤俊明[1,2], 馬場 剛[1], 齋藤 豪[1]

札幌医科大学産婦人科[1], エナレディースクリニック[2]

はじめに

わが国の着床前診断は，2018年7月の時点では日本産科婦人科学会から臨床研究としてのみ認められており，手続きとして実施施設と学会の両方の倫理委員会審査を受ける必要がある．この医療は，学会では出生前診断の範疇に分類されているが，同じ出生前診断のなかでも最も厳しい要件が課されている．

札幌医科大学附属病院が着床前診断PGT（preimplantation genetic testing）を始めたきっかけは，当時，ある一人の症例事情により必要に迫られて申請した経緯がある．その後，実際に始めることになって，いくつかの問題が浮上した．本稿では，筆者らが本学で経験した一連の経過を紹介する．

1 PGT開始時の北海道のおかれた状況

不育症夫婦の染色体の2〜6％に均衡型転座が認められると齋藤ら[1]，Sugiura-Ogasawaraらの報告が「産婦人科診療ガイドライン産科編2017」[2]（以下ガイドライン2017）に紹介されていることから，北海道内にも一定の数の該当夫婦がいたはずである．ただ2011年当時は，北海道には該当夫婦に対応できるような遺伝診療の環境はなかった．さらに，道内産婦人科施設で，不育症の原因の系統的検索を導入している施設は多くはなかった．系統的検査を施行している施設における染色体検査で均衡型構造異常がみつかった場合は，東京以北にはPGT実施施設は1カ所もなかったため，道外のPGT-SR（structural rearrangement）実施施設に紹介するしか選択肢がなかった．ただ，道外施設に通院できる経済状態にある夫婦は少なく，その時点で諦めざるをえないことが多かった．また，当時の医療背景としては，道内の臨床遺伝専門医は20人弱で，遺伝カウンセラーは存在せず，遺伝診療そのものが十分な体制にはなかった．

札幌医科大学が着床前診断に取り組むきっかけ

　札幌医科大学がPGTに取り組もうとしたきっかけは，染色体構造異常保因者の不育症夫婦ではなかった．日本産科婦人科学会に最初に申請したのは，単一遺伝子疾患保因者に対してであった．たまたま本学で診断が可能な遺伝子疾患であったため，妊娠後本学附属病院で羊水検査を施行した．その結果，重篤な先天異常を合併する可能性が高かったため，苦渋の選択として中期中絶術を施行することになった．予想外の癒着胎盤であり，術後大出血を繰り返し，子宮全摘術施行の危機に瀕したが，メソトレキセート投与で子宮全摘出術は回避できた[3]．夫婦には挙児希望があり，ふたたび同じリスクにあうことを回避する必要があった．そのために，受精卵の段階で罹患胚を選別する方法として，夫婦はPGT-M（monogenic/single gene defects）を強く希望した．このような事情により本学は，日本産科婦人科学会倫理委員会にPGT-Mの申請をすることになった．

 ## 実際に着床前診断を実施するにあたって，先行施設からのアドバイス，支援

　着床前診断を実施するに際して，ゼロからスタートすることは容易ではない．その場合，先行施設からのアドバイスや支援が必須と考えられる．我々は，PGT開始前には慶應義塾大学の末岡　浩博士からさまざまな理論的なアドバイスを受けていた．また，実際に始める段になってからは，IVF大阪クリニックの福田愛作博士より多大な支援を受けることができたことにより，PGTの実施が現実となった．その他の関係者からの支援もあり，本学は，日本産科婦人科学会から2013年にPGT実施施設の承認を受け，前述の症例のPGT-M実施の承認を受けることになった．札幌医科大学附属病院のPGTの施設認定は全国12番目で，大学病院としては，慶應義塾大学，名古屋市立大学に続いて3番目であった．その後は，藤田保健衛生大学（現藤田医科大学）の分子遺伝学研究部門（倉橋浩樹教授）と共同研究として実施し，現在はJAPCO（Japan PGT Consortium）所属施設として連携し，症例を重ねている．これからPGTを始める施設は，このJAPCOからさまざまなアドバイスや支援を受けることができ，これを利用することは有用な選択肢のひとつと思われる．

■表1 産婦人科診療ガイドライン産科編2017における不育症の取り扱い

CQ204 反復・習慣流産患者の取り扱いは？

Answer
1. 原因の検索，結果の説明では精神的支援を行いカップルの不安をできるだけ取り除く．(B)
2. 原因特定の有無にかかわらず，その後の妊娠では不安を緩和する精神的支援を行う．(B)
3. 反復・習慣流産患者には以下を説明する．(B)
　1）加齢と既往流産回数の増大は次回の妊娠成功率を低下させる．
　2）Answer4に示す検査を行っても50％以上の患者で原因が特定できない．
　3）原因が特定できない場合は，既往の流産が胎児染色体異常の繰り返しである可能性も考えられる．
　4）以下の検査を実施しても原因が特定できない場合，確立された治療法はない．
　5）原因が特定できなくても特に高年齢でなければ，既往流産が3〜4回の患者の場合，次回妊娠が無治療で継続できる率は60〜70％である．
4. 反復・習慣流産の原因を検索する場合には以下の検査を行う．
　1）抗リン脂質抗体（ループスアンチコアグラント，抗カルジオリピン抗体，抗カルジオリピンβ_2GP1抗体）(A)
　2）カップルの染色体検査（患者およびパートナーの意志および希望の確認が必要）(B)
　3）子宮形態異常検査（経腟超音波検査，子宮卵管造影，子宮鏡など）(A)
　4）新たに流産した場合，流産物（胎盤絨毛あるいは流産胎児）の染色体検査．(C)
5. 国際診断基準（表1参照）を満たす場合は抗リン脂質抗体症候群と診断する．(A)
6. 夫リンパ球免疫療法の有効性については否定的意見が多い．適応（解説参照）を十分吟味し，実施する場合には放射線照射後夫リンパ球を使用する．(A)

その当時の不育症例の染色体均衡型構造異常に対するPGT-SRへの学会の評価

　不育症例に対するPGT-SRの評価は時代とともに変化している．本学が始めた当時の日本産科婦人科学会の不育症に対する見解としては，産婦人科診療ガイドライン産科編2011が該当する．「CQ204：反復・習慣流産患者の取り扱いは？」[4]には，「カップルの染色体検査（患者およびパートナーの意志および希望の確認が必要）(B)」とされている．本文のなかでは，不育症として習慣流産の頻度は約1％というStirratらの報告が紹介されており，不育症の原因として均衡型相互転座保因者の頻度はCliffordらの2〜4％という報告が紹介されている．着床前診断の意義については，流産率を低下させるというOtaniら，Kyuらの報告と，自然妊娠でも累積生児獲得率は68〜83％というFranssenら，Sugiura-Ogasawaraらの報告が紹介されているが，自然妊娠と着床前診断後の妊娠の生児獲得率を直接比較した報告がないと当時は結んでいた．

　日本産科婦人科学会では，不育症例に対する着床前診断は臨床研究として，2回以上の臨床的妊娠の流産症例で均衡型構造異常（均衡型相互転座，ロバートソン転座，腕間逆位など）の保因者夫婦を適応としている．次項で説明するが，我々が最初にPGT-SRを実施したのは，7回の流産既往のロバートソン転座保因者夫婦であった．

一方，最新のガイドライン産科編2017[2])の不育症の取り扱いを**表1**に示した．本文には，流産が2回の反復流産の頻度は2〜5%，3回以上の習慣流産の頻度は1%程度というSugiura-Ogasawaraの報告が紹介されている．また，不育症における均衡型転座カップルは2〜6%とされている[1)]（Sugiura-Ogasawaraら）．産婦人科診療ガイドライン産科編2011にはない追加情報として，不均衡型転座児が生児として産まれる場合があること（最も高い報告としてSugiura-Ogasawaraらの2.9%）が紹介されている．また，着床前診断実施後妊娠と自然妊娠の比較の論文として，診断後の初回妊娠での生児獲得率（着床前診断38% vs 自然妊娠54%）と累積生児獲得率（着床前診断68% vs 自然妊娠65%）と差がなかったIkumaらの報告が紹介されている．ただ，この報告におけるPGT-SRの診断法はFISH法であることに留意するべきである．

5 北海道における不育症例への行政の対応

不育症のカップルは，多い報告では6%に達するとする報告もある．一方，不妊症は15%とされているが，体外受精をはじめとした生殖補助医療には，国・自治体からの医療費補助制度が確立している．ところが前述のように，不育症も頻度が少なくないにもかかわらず，国レベルでの医療費補助は存在して

■表2 北海道の不育症補助金制度

前回申請時から追加検査がない場合は記入不要	検査実施医療機関	※治療実施医療機関と同じ場合は記入不要です． 医療機関名：　　　　　　　　　　住所：				
	検査日（期間）	平成　　年　　月　　日　（〜平成　　年　　月　　日）				
	検査内容	実施した検査の□に✓を記入してください．その他については内容を簡潔に記入してください．				
		□子宮形態検査 　□経腟超音波 　□子宮卵管造影 　□子宮鏡 　□MRI 　□その他 　【内容】	□染色体検査 　□夫婦染色体検査 　□流産胎児の 　　絨毛染色体検査	□内分泌検査 　□甲状腺機能 　□糖尿病検査 　□その他 　【内容】	□抗リン脂質抗体検査 　□抗カルジオリピンβ2 　　グルコプロテインI複合体抗体 　□ループスアンチコアグラント 　□抗カルジオリピンIgG抗体 　□抗カルジオリピンIgM抗体 　□抗PEIgG抗体 　□抗PEIgM抗体 　□その他 　【内容】	□凝固因子検査 　□第XII因子活性 　□プロテインS活性 　　もしくは抗原 　□プロテインC活性 　　もしくは抗原 　□APTT 　□その他 　【内容】
	治療期間	※治療を実施していない場合は記入不要です． 平成　　年　　月　　日　〜　平成　　年　　月　　日				
	治療内容	※治療を実施していない場合は記入不要です． 該当するものの□に✓を記入してください． □A 手術療法 □B 着床前診断 □C 抗甲状腺薬 　　甲状腺ホルモン剤			□D インスリン □E 低用量アスピリン療法 □F ヘパリン療法 □G カウンセリング	

■表3 不育症リスク因子別頻度と妊娠成功率（厚労研究：齋藤滋班）

リスク因子	頻度*	妊娠成功率	染色体異常を除いた成功率
子宮形態異常	127/1454（8.7%）	34/54（63.0%）	34/47（72.3%）
甲状腺異常	122/1930（6.3%）	49/78（62.8%）	49/70（70.0%）
染色体異常	61/1067（5.7%）	16/31（51.6%）	16/25（64.0%）
抗リン脂質抗体陽性	245/2237（11.0%） 再検査陽性121/2237（5.4%） 再検査陰性11/2237（0.5%）	91/129（70.5%） 再検査陽性38/47（80.9%） 再検査陰性8/8（100%）	91/118（77.1%） 再検査陽性38/44（86.4%） 再検査陰性8/8（100%）
第XII因子欠乏	160/1988（8.0%）	52/70（74.3%）	52/62（83.9%）
Protein S欠乏	176/1845（9.5%）	101/146（69.2%）	101/131（75.9%）
原因不明** 　PE(-)原因不明 　PE(+)原因不明	344/527（65.3%） 225/344（65.4%） 119/344（34.6%）	136/188（72.3%） 79/108（72.3%） 57/80（70.9%）	136/174（78.2%） 79/103（76.7%） 57/71（80.3%）
PEIgG or PEIgMのみ陽性	665/1946（35.0%）	254/359（70.8%）	254/332（76.5%）
NK活性陽性	215/747（28.8%）	30/61（49.2%）	30/49（61.2%）

＊：各検査を施行している症例数ごとのリスク頻度を示しているため，分母の症例数が各項目で異なる．

いない．北海道では，少子化対策のひとつとして，2017年4月から不育症の検査治療に対する医療費補助金制度が開始された（表2）．この制度の発足により，北海道の不育症例は系統的検査を受けることが容易となった．北海道の補助金制度が他県と異なっているのは，染色体の均衡型構造異常保因者夫婦が受けるPGT-SRも補助金対象になっている点である．PGT-SRに対するクライエントの費用負担は大きく，この補助金制度は北海道民にとって朗報となった．これは，当事者の要望に加えて，不育症検査治療を含む生殖医療支援に関して熱心な政治家，マスコミの働きかけが功を奏した結果といえる．

　不育症につながるリスク要因は表3のように多彩である[1]．したがって，複数のリスクを同時にもつ可能性が十分にあり，系統的検査は必須である．北海道では，不育症の補助金制度により，高額な夫婦の染色体検査を受けることが可能となった．そのために，北海道では相次いで染色体の均衡型構造異常の不育症例がみつかるようになった．

特徴的な均衡型構造異常の保因者症例の経験から得たこと

　不育症例が染色体の均衡型構造異常の保因者であった場合，クライエントの

自己決定に際して適切な情報提供が必要である．しかしわが国では，これに関する成書はほとんど存在していなかった．したがって，これまで不均衡型転座のリスクに関して，個々の症例ごとの情報提供はあまりなされてこなかった可能性がある．ところが，本学ではリスク評価がきわめて重要な特異な症例を経験することになった．ガイドライン2017では，不均衡型転座の生児の産まれる頻度は前述のように最も高い報告で2.9%とされているが，本学にはほぼ同時期に隣接Ⅰ分離，隣接Ⅱ分離，3次トリソミーの3：1分離の児を育てている不育症の3症例が受診した．特に，隣接Ⅱ分離の生児が産まれるのは非常にまれである．このことから，再発率を求めることの必要性に迫られることになった．それ以来当科では，リスク値を示すことが，遺伝カウンセリングでルーチンとなった．

　最近，池田／尾崎は，「染色体転座による不育症と重篤度予測」という総説[5]のなかで，均衡型相互転座の切断点による不均衡型転座のリスクの求め方をわかりやすく説明している．通常クライエントが求める情報は，流産リスクと不均衡型転座児が生児として産まれるリスクである．

　①均衡型相互転座の保因者の流産率は，ごく少数の特定の切断点の転座保因者を除いて得ることはむずかしい．ただ，Gardnerのテキストには，一部の切断点の隣接Ⅰ分離についてのみ，流死産のリスクが記載されているので，これらの症例に限り，情報提供が可能である．②不均衡型転座をもちながら生児として産まれる再発リスクは，母親が保因者の場合には10%前後，父親が保因者の場合には5%前後と一般にいわれているが，実際には切断点によってリスクが大きく異なることから，個々の症例には当てはめられない．均衡型相互転座保因者の場合，配偶子形成時の第一減数分裂で対合の際に4価染色体を形成し，交互分離の後に正常配偶子と接合して，正常染色体か親と同じ均衡型相互転座の胚となる場合，また部分トリソミーと部分モノソミーをあわせもつ隣接Ⅰ分離，隣接Ⅱ分離となる場合，さらに3：1分離では3次トリソミーや3次モノソミーとなる場合や相互交換トリソミーあるいはモノソミーとなる場合がある．これらのそれぞれのリスクはStengel-Rutkowski法から求められる．あるいはフランスのJoseph Fourier大学のホームページにアクセスし，切断点を入力するHC-Forumでは，自動的にパキテン図が提供され，%HAL (haploid autosomal length) も計算され，さらに不均衡型転座をもちながら生児として産まれるリスクが最も高い分離様式が示されるので，きわめて有用なツールである．本学が用いている遺伝カウンセリング（情報提供）の際に利用しているツール一覧を**表4**に示した．

　なお，当院の均衡型構造異常の不育症例の最初の症例は，前述のようにロバートソン転座保因者であった．頻度の高いrob (13；14) やrob (14；21) の場合，**表5**のようなリスクが知られているが，まれなロバートソン転座の場合

■表4 染色体均衡型相互転座保因者不育症例のリスクに関する遺伝カウンセリングの際に使用する資料

- 産婦人科診療ガイドライン産科編2017
- 産婦人科診療ガイドライン婦人科外来編2017
- Gardnerのテキスト
- Daniel, Cohenの3角形(%HAL)
- Stengel-Rutkowsky法
- HC-Forum
- Schinzelのカタログ
- Decipher

＊不均衡型転座の児が生まれる確率

＊日本人類遺伝学会：染色体異常をみつけたら．
http://cytogen.jp/index/index.html

■表5 均衡型Robertson転座をもつ親から転座トリソミーの子が産まれる確率(%)

均衡型転座核型	母が転座保因者	父が転座保因者
rob(13;13)	100	100
rob(13;14)	<1	わずか
rob(14;21)	10	2.4
rob(21;21)	100	100
rob(21;22)	6.8	<2.9

は情報不足である．実際，第一減数分裂で3価染色体を形成して隣接分離でトリソミーとなるリスクを求めるのは困難である．このような場合，Gardnerのテキストには，配偶子形成時の交互分離と隣接分離の割合が記載されているので，当科はこの情報を提供した．また，14番染色体や15番染色体が関与している場合，トリソミーレスキューにより片親ダイソミー UPD（uniparental disomy）になる可能性を否定できない．我々は，羊水検査を施行することで，PGT-SRの結果の再確認とUPDを検査することになった．

実際の症例にあたってみると，このようにさまざまな例の遺伝カウンセリングの際に利用できる日本語の成書が存在せず，臨床遺伝専門医あるいは認定遺伝カウンセラーにとってリスクの情報提供は容易ではないことを実感した．我々の経験から，染色体の均衡型構造異常のタイプ別に，標準的遺伝カウンセリングを解説する成書の早急な作成を要望したい．

以上のように，札幌医科大学附属病院がPGTを開始した経緯と，実施してみて気がついたことを述べてきたが，今後PGTの開始を計画している施設の一助となれば幸いである．

参考文献

1) 齋藤 滋，他：本邦における不育症のリスク因子とその予後に関する研究．厚生労働科学研究費補助金 成育疾患克服等次世代育成基盤研究事業 総合研究報告書．平成20～22年度．49～91．
2) 日本産科婦人科学会／日本産科婦人科医会編集・監修：CQ204 反復・習慣流産患者の診断と取り扱いは？ 産婦人科診療ガイドライン 産科編．135～141, 2017．
3) Endo, T., et al.：A myotonic dystrophy 1 patient complicated with placental adherence after miscarriage of one dichorionic diamniotic twin following her tenth in vitro fertilization and embryo transfer. *Arch. Gynecol. Obstet*., **286**：1605～1608, 2012．
4) 日本産科婦人科学会／日本産科婦人科医会編集・監修：CQ204 反復・習慣流産患者の診断と取り扱いは？ 産婦人科診療ガイドライン 産科編．76～81, 2011．
5) 池田敏郎，尾崎 守：染色体転座による不育症と重篤度予測．臨産婦，**71**：815～821, 2017．

9
エピジェネティクスをテーマにしたラボ業務

神田晶子

セント・ルカ産婦人科　研究室・培養室主任

　ゲノムインプリンティングとは，父由来の遺伝子と母由来の遺伝子を区別する仕組みの一つである．インプリントの確立には，配偶子形成過程におけるエピジェネティックな修飾として，DNAメチル化が最重要であると考えられている．この修飾は，配偶子の雌雄差を規定し，細胞の記憶として維持される．
　メチル化は配偶子成長過程で獲得され，特定の遺伝子（インプリント遺伝子）では，受精以降成体までほぼ安定に維持されている．始原生殖細胞でメチル化はいったん消去され性に従い，ふたたびインプリンティングは形成される．
　DNAメチル化は，たとえば，精子型インプリント遺伝子の場合，父由来遺伝子にメチル基が修飾し，発現をoffにする．そして，母由来の遺伝子のみが発現されるようになるという仕組みである．メチル化されるべきところにされていなかったり，メチル化されてはいけないところにメチル化が起こると，遺伝子の発現に異常が出てくる．普通の遺伝子の場合は，母由来，父由来どちらも同じように働くことができる（**図1**）．
　近年，生殖補助医療技術（assisted reproductive technology：ART）の発達とともに，本来，非常にまれであったインプリント異常症が増加しているという報告がみられる．アメリカでは，Beckwith-Wiedemann症候群の発症頻度は一般集団では0.76%であるのに対し，体外受精後は4.1%と約6倍に増加するという報告もある[1]．ARTが招く異常の機序についてはいまだ不明であるが，不妊症の原因の一つとして，患者自身がインプリント遺伝子を引き起こしている可能性も考えられる．
　生殖補助医療は，不妊治療に必要な治療法だが，インプリントが確立する時期に近い配偶子を操作するため，排卵誘発や配偶子操作，培養環境などの影響が危惧される．本章では，日頃の培養室業務から得られた以下のテーマについて紹介する．

1. 卵子発育過程のどこでインプリント遺伝子のDNAメチル化獲得が終了しているか．
2. 精液性状とメチル化異常の関係

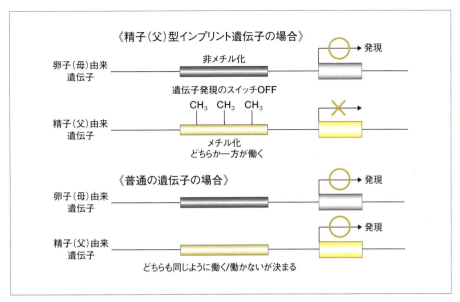

■図1 DNAのメチル化

精子型インプリント遺伝子の場合，父由来遺伝子にメチル基が修飾し，発現を off にし，母由来遺伝子のみが発現される．メチル化されるべきところにされていなかったり，メチル化されてはいけないところにメチル化が起こると，遺伝子の発現に異常が出る．
普通の遺伝子の場合は，母由来，父由来どちらも同じように働くことができる．

3. 体外成熟培養（IVM）のメチル化状態からみた安全性の確認
4. ART 後得られた流産組織のメチル化異常および対応する夫精子のメチル化異常の関係

まず，方法を図2に示す．これは，1〜4のテーマに共通する解析方法である．

はじめに，検体（卵子，精子，流産絨毛）からDNAの抽出を行い（Nucleo Spin Tissue，タカラバイオ社），bisulphite処理を行う（EZ Methylation Kit，フナコシ社）．DNAがメチル化されていない場合，シトシンがウラシルに置換され，メチル化されている場合はシトシンのまま置換されないという原理である．その後，PCRにて特定領域を増幅する．次に行うCOBRA法では，制限酵素処理後に電気泳動を行いメチル化の状態を確認することができる．そして，シーケンス法にて領域内のすべてのCpG配列（DNA配列中のメチル基が修飾する配列）についてメチル化の程度をみる．

調べたインプリント遺伝子は，精子型インプリント遺伝子のH19, GTL2, 卵子型インプリント遺伝子のPEG1, LIT1, ZAC, SNRPNである．今回は，テーマにより調べたインプリント遺伝子の数は異なっている．

なお，すべてのテーマにおいて院内倫理委員会の承認を得ており，インフォームドコンセントの後，検体の提供を受けている．

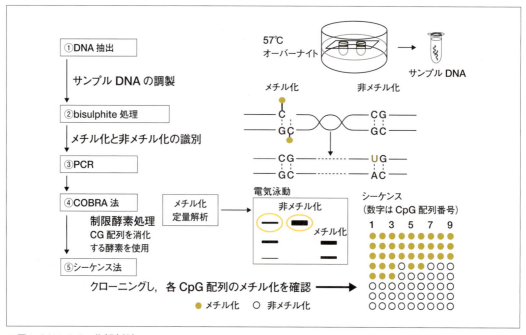

■図2 DNAメチル化解析法
検体からDNAの抽出を行い，bisulphite処理をする．メチル化されていない場合，シトシンはウラシルに置換され，メチル化されている場合はシトシンのままである．この原理を用い，COBRA法では制限酵素処理後に電気泳動し，メチル化の程度を定量することができる．シーケンス法にて，領域内のすべてのCpG配列についてメチル化の程度を正確に評価できる．

ここからは，順に結果を示していく．

卵子発育過程のどこでインプリント遺伝子のDNAメチル化獲得が終了しているか

　正常月経周期の28～40歳の患者から，腹腔鏡検査時に病理目的で採取した卵巣組織の一部から卵子を採取し，1次卵胞，前胞状卵胞，胞状卵胞に分類した．それぞれインプリント遺伝子のDNAメチル化獲得状態の解析を行った結果，1次卵胞から徐々にメチル化は獲得され，採卵される時期に近い胞状卵胞ではほぼメチル化を獲得していた（図3）[2]．

精液性状とメチル化異常の関係

　当院通院中の，患者精子のインプリント遺伝子のDNAメチル化異常の程度，頻度の解析を行った．ここでは，精液検査後に残った精液を使用した．97検体

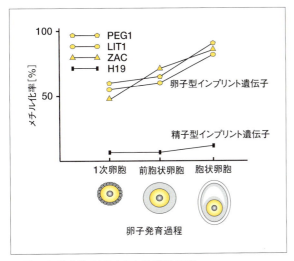

■図3 卵子成熟度別メチル化獲得状態

成人女性卵子の卵子型インプリント遺伝子のメチル化は，卵子の成長に伴い徐々に増加していくことが示された．前胞状卵胞では約50%がメチル化を受けていたが，胞状卵胞では，完全ではないもののほぼメチル化を受けていた．精子型インプリントを示すH19では，発育段階を通してほとんどメチル化は確認されなかった．

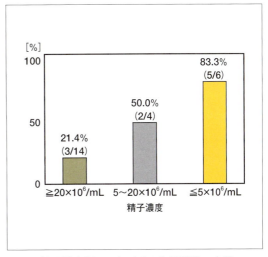

■図4 精子濃度別にみたメチル化異常群の内訳

メチル化異常が認められたなかで，精子型，卵子型両方の遺伝子に異常がみられた検体を精子濃度別に分けて示す．精子濃度2千万以上，500万以下，その間とした．精子濃度が少なくなるにつれて，異常率が増加していくことが示された．

のうち24検体で異常がみられた．その異常があった群を精子濃度別に解析したところ，濃度が低くなるにつれて異常率が高くなる傾向が示された（図4）[3]．

3 体外成熟培養（IVM）のメチル化状態からみた安全性の確認

腹腔鏡検査を行い得られた未熟卵子を体外成熟培養（*in vitro* maturation：IVM）し（図5）体外受精を行い，凍結融解周期にて移植後妊娠に至った患者で，同意が得られた13名の出産時臍帯血のメチル化状態を調べた（表1）．出生時所見で心室中隔欠損症が1人確認されたが，メチル化状態に異常は認められなかった．妊娠後流産に至った3症例の流産絨毛の解析でも，メチル化に異常は認められなかった．このことから，IVMの技術は，調べたインプリント遺伝子に関して安全に獲得され，影響を与えている可能性も少ないことが確認できた．

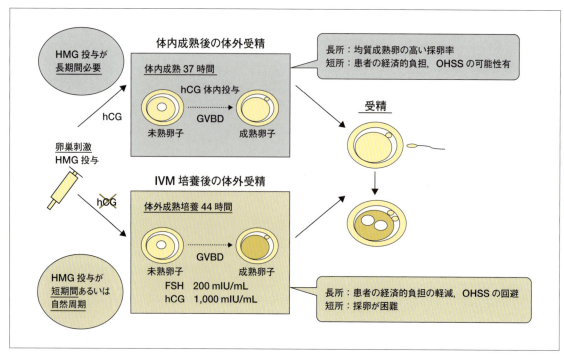

■図5 当院での体外成熟培養の手順

体外受精-胚移植での，HMG投与による卵巣刺激法と，卵巣から未成熟卵子を採卵し，IVM（*in vitro* maturation）により成熟卵子を得る方法の違いを示す．

通常の採卵では，排卵誘発剤投与が長期間必要で，hCG（ヒト絨毛性ゴナドトロピン）投与により卵子を成熟させてから採卵を行う．一方，体外成熟培養 IVM の場合，排卵誘発剤投与が短期間，あるいは自然周期で hCG 投与せず成熟前の卵子を採卵する．これにより，患者の経済的負担の軽減と OHSS（卵巣過剰刺激症候群）の回避をすることができる．当院の体外成熟培養は，3日間の HMG 投与後，hCG を投与せずに採卵を行い，FSH（卵胞刺激ホルモン），hCG を添加した培養液で成熟培養を行っている．

ART後得られた流産組織のメチル化異常および対応する夫精子のメチル化異常の関係

　ART後妊娠するも流産に至った300周期で，流産染色体検査結果が正常の46例の患者を対象とし，子宮内容物除去術時，採取した絨毛のメチル化インプリントの解析を行い，さらに対応する夫精子についてもメチル化解析を行い，流産との関係を調べた．

　2例がH19とGTL2で流産絨毛と対応する夫精子の両方にメチル化の異常を示した（**表2**）．絨毛は精子型インプリント遺伝子の異常が多いこと（**図6**），精子とあわせてみても精子型インプリント遺伝子のほうが異常が多いことが示された[4]．

　このことから，精子の精子型インプリント遺伝子の異常が流産に関与する可能性が示唆された．逆に，精子由来の卵子型インプリント遺伝子は流産との関

表1 IVM-IVF-ETで出産に至った臍帯血のメチル化状態

症例No.	1	2	3	4	5	6	7	8	9	10	11	12	13
年齢	29	33	33	36	30	34	34	34	38	33	26	31	33
移植胚(Gardner分類)	3BA	3BB	3BB	3BB	収縮	3BB	収縮	3CB	収縮	収縮	収縮	収縮	収縮
移植時内膜厚[mm]	16	15	18	15	11	16	10	11	12	5.6	11	15	8.2
出産週数(週)	40	39	39	40	37	39	41	40	39	39	38	41	38
出生児性別	女	女	女	女	男	男	男	男	女	男	女	男	女
出生児体重[g]	3250	2690	3496	3226	3186	3262	3720	3190	3144	3026	2552	4530	3445
出生児所見	異常なし	異常なし	異常なし	異常なし	異常なし	異常なし	異常なし	心室中隔欠損症	異常なし	異常なし	異常なし	巨大児	異常なし
メチル化状態	正常	正常	正常	正常	正常	正常	正常	正常	正常	正常	正常	正常	正常

表2 絨毛と対応夫精子のメチル化状態

症例	年齢	媒精方法	H19	GTL2	PEG1	LIT1	流産絨毛の核型
1	36	IVF	◎				46XY
2	39	ICSI	◎	◎			46XX
3	36	ICSI	△	△	△		46XY
4	33	IVF	○	△			46XX
5	39	ICSI	○	△			46XY
6	33	ICSI				○	46XY

△精子のみ異常, ○絨毛のみ異常, ◎絨毛・精子両方とも異常.
調査した流産絨毛染色体検査結果が正常の症例のうち, 5例にメチル化の変化が認められ, そのうち夫精子にも同じ変化が認められた症例は2例であった（症例1と2）. 2例とも, H19とGTL2の変化であり, 精子型インプリント遺伝子の変化であった.

連性は低いと考えられた.

　以上, 4つのテーマで得られたことをまとめると, ARTの手技手法がメチル化異常を引き起こす直接的な原因になっている可能性は低いのではないかと考

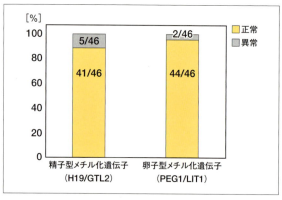

■ 図6 メチル化異常の内訳（絨毛）
精子型メチル化遺伝子の異常：10.8%，卵子型メチル化遺伝子の異常：4.3%．合計 15.2%（7/46）．

える．

　生殖補助医療では，排卵誘発から採卵，精子処理，媒精，培養，凍結，移植，妊娠，流産，出産といくつもの段階を通る．そのなかで，エピジェネティックな修飾であるメチル化に異常が出てくる可能性も考えられるが，どの段階が原因となっているか，はっきりと解明した報告はまだ出ていない．また，患者本人がもともともっている何らかのメチル化異常も原因となるかもしれないし，生活環境，習慣などがかかわってくる可能性もある．それもふまえて，今後は，調査するインプリント遺伝子の種類追加や，可能であれば電気泳動後のシーケンスなど行うことができればと考える．そして，常にラボ業務を注意深く遂行し，日々の気付きに対応していかなければならない．

参考文献

1) DeBaun, M.R., Niemitz, E.L., Feinberg, A.P.：Association of in vitro fertilization with Beckwith-Wiedemann syndrome and epigenetic alterations of LIT1 and H19. *Am. J. Hum. Genet.*, **72**：156～160, 2003.
2) Sato, A., Otsu, E., Negishi, H., Utsunomiya, T., Arima, T.：Aberrant DNA methylation of imprinted loci in superovulated oocytes. *Hum. Reprod.*, **22**：26～35, 2007.
3) Kobayashi, H., Sato, A., Otsu, E., Hiura, H., Tomatsu, C., Utsunomiya, T., Sasaki, H., Yaegashi, N., Arima, T.：Aberrant DNA methylation of imprinted loci in sperm from oligospermic patients. *Hum. Mol. Genet.*, **16**：2542～2551, 2007.
4) Kobayashi, H., Hiura, H., Rosalind, M.J., Sato, A., Otsu, E., Kobayashi, N., Suzuki, R., Suzuki, F., Hayashi, C., Utsunomiya, T., Yaegashi, N., Arima, T.: DNA methylation errors at imprinted loci after assisted conception originate in the parental sperm. *Euro. J. Hum. Genet.*, **17**：1582～1591, 2009.

10
顕微操作による胚盤胞からの細胞分離（バイオプシー）の実践

　PGT-Aを実施するには，胚から細胞を分離する工程を避けて通るわけにはいかない．細胞分離には，主としてエンブリオロジストがかかわることになる．高度な技術と倫理観が問われるだけに，施設に即した工夫がなされている．

　本章では，細胞分離の技術を高めるため，多数の術者の手技を掲載した．一見，連続的な写真は同じ操作であるようにみえる．しかし，写真の一つ一つと説明をよくみてほしい．どれも同じものはない．細胞を吸引するピペット内の細胞量，あるいは細胞を切断するレーザ照射の箇所と回数，吸引細胞を切断（フリック）する瞬間のピペットの動き，あるいはディッシュに作製する培養液のドロップの列や量など，術者によりそれぞれの操作の工夫が読み取れ，参考になることが多数掲載されている．

　一連の動作について多数の術式を比較することで，細胞分離手技がより具体的にイメージされてくると思われる．読者の技術習得におおいに役立つと考え，あえて複数の術者の写真，図を掲載した．　　　　　　　　　　　（荒木康久）

胚盤胞バイオプシーの要点と
ピットフォール

中田久美子

山下湘南夢クリニック高度生殖医療研究所

1 バイオプシーに使用する器具・材料とそのセッティングの要点

　図1aのように，6穴ディッシュの蓋の中央に培養液（50％血清添加Hepes-Medium）の10μLドロップを1列に作り（②），その左右にガラスキャピラリー内を洗浄する15％PVP（KITAZATO）の5μLドロップを1列に作る（①，③）．重層するミネラルオイルは，Hypure Mineral Oil Heavy（KITAZATO）を使用する（LightよりもHeavyのオイルが使いやすい）．

　胚を固定する部分が狭いホールディングピペットは，栄養外胚葉（TE）を吸引する際に外れやすく，操作がむずかしくなる場合がある．このため，通常のICSI用ホールディングピペットよりも開口部が広く，ガラス管の壁が厚いタイプを使用する（図1b，MT-HD30；KITAZATO）．

　バイオプシー用ピペットは，先端の外径が25

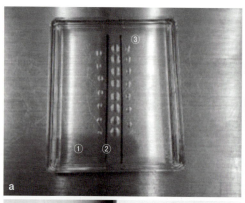
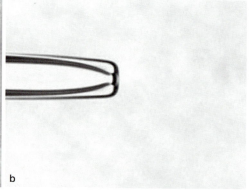
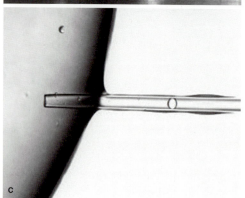

■図1 バイオプシーに使用する器具とセッティング
a：ディッシュの準備．蓋の中央に培養液の10μLドロップを1列に作り（②），その左右に15％PVPの5μLドロップを1列に作る（①，③）．
b：ホールディングピペット．
c：オイルを球状に吸引後，15％PVPを吸引．

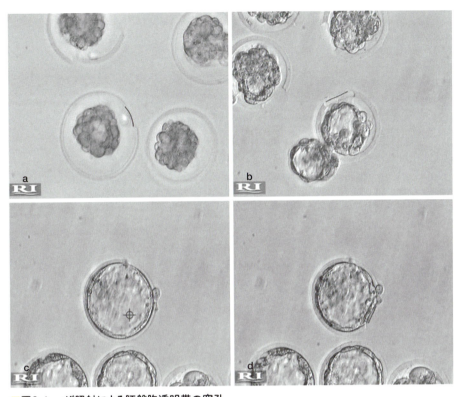

■図2 レーザ照射による胚盤胞透明帯の穿孔
a：凍結融解直後の収縮した胚盤胞．b：孵化中胚盤胞．c：拡張期胚盤胞．d：レーザ照射し，内腔液が抜け，収縮を開始したcの胚盤胞．

～30 μmのものが操作しやすい（Microtech, 004-30-20-A；Microtech IVF）．まず，ピペットの先端をよく確認し，欠損や窪み，鋭利な部分がない均一にスクエアカットされたピペットを使用する．妥協することなく良好なピペットを選択後，オイルを吸引する．その後，15％ PVPを吸引し，約3回吸引排出を繰り返し，PVPでピペット内壁をよく洗浄する．この操作は，ピペット内壁の汚れを除去し，滑りを良好にし，吸引した細胞がピペット内壁に接着するのを防止するために重要である．この前処置の後，オイルを球状に吸引し，再度15％ PVPを吸引する（図1c）．この段階で，インジェクタを操作し，ピペット内でオイル球の動きの速さと円滑さを確認しておく．我々の施設では，インジェクタはナリシゲのIM-11-2を使用している．ICSIで使用するピペットよりもかなり口径が広いものを使用するため，少しのインジェクタの回転でも吸引速度が速くなる傾向があり，ミスを誘発する原因となる．粘稠度の高い15％ PVP溶液の使用は，吸引速度や顕微操作のコントロールが容易となる利点がある．

2 マウス胚盤胞のバイオプシーの実際

1 | レーザ照射による胚盤胞透明帯の穿孔

凍結融解後の胚盤胞の場合，融解後に胚が収縮している状態で図2aのように透明帯へのレーザ照射を行う．照射位置は，内部細胞塊（ICM）の位置と反対側のTEに近い部位を選ぶ．レーザは

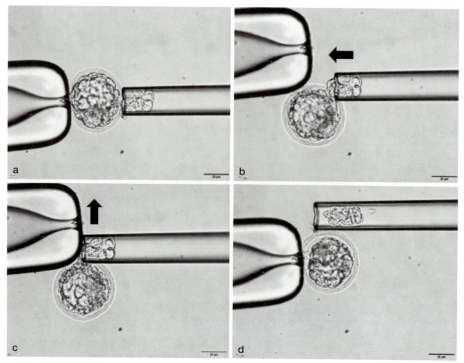

■図3 胚盤胞栄養膜細胞のバイオプシー
a〜dの解説については本文参照.

Saturn™ Laser System (RI社) を使用している．穿孔の長さは，バイオプシーピペット先端径より少し短くする．

孵化中胚盤胞でICMが透明帯から脱出している場合，完全孵化胚盤胞になるまで培養後にバイオプシーを行うか，あるいは図2bのようにTEに近い透明帯にレーザ照射し，透明帯を穿孔する．

拡張期胚盤胞の場合，融解液のディルーエントソリューション（DS；KITAZATO）を顕微操作用の培養液に10％程度添加し，胚の収縮を促しレーザ照射を行うか，あるいは，図2cのようにICMを避けて細胞の少ないTEにポイントを絞ってレーザを1回照射する[1]．すると，図2dのように胚盤胞の内腔液が抜けて収縮が始まる．囲卵腔が確認できたら，透明帯にレーザ照射を行う．

2｜胚盤胞の栄養外胚葉（TE）のバイオプシーの実際（図3）

レーザ照射で作製した透明帯穿孔部位からバイオプシーピペットを差し込み，胚のTEに当てる（図3a）．そして，ピペットに緩徐に吸引圧をかけながら，TEを吸引する．ホールディングピペットから胚盤胞をリリースし，TEを吸引したままピペットを透明帯の外に引き出す（図3b）．解析に必要な細胞数は10細胞程度で，できるだけフラグメントを吸引しないように留意する．ホールディングピペットの先端とバイオプシーキャピラリーの先端を接着させ，平行にすり合わせるようにしてTEを胚盤胞から分離する（図3c）．吸引した細胞が胚から完全に摘出できているかを確認する（図3d）．ローディングの準備ができるまで，バイオプシーを行った顕微操作用の培養液内に細

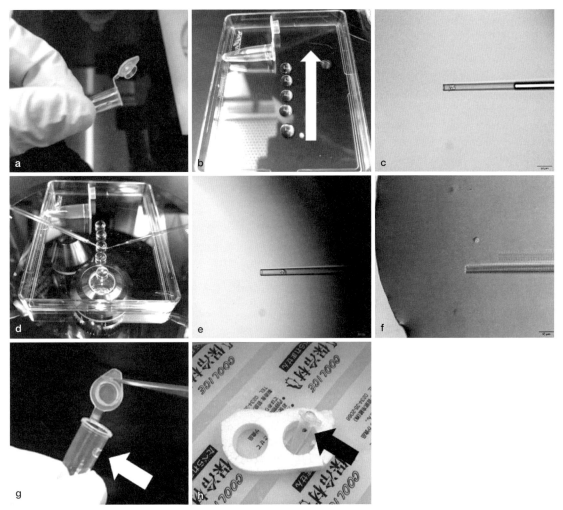

■図4 検査用チューブへの細胞のローディング
a〜hの解説については本文参照.

胞を静置しておく.

3 検査用チューブへの細胞のローディング

PCRチューブ（BIOplastics社，K77301）の上部（端から3 mm）にローディングバッファー（LB；アイジェノミクス・ジャパン）の2.5 μLドロップを置く（図4a）．6穴ディッシュの蓋の内側にウォッシングバッファー（WB；アイジェノミクス・ジャパン）の20 μLドロップを5個作製する．

5ドロップ目のWBの隣に図4aのチューブを置く（図4b）．生検細胞をバイオプシーピペットの先端に位置させて，バイオプシーを行ったマニピュレーションディッシュからピペットを上げる（図4c）．図4bのディッシュの手前のWBのドロップにバイオプシーピペット先端を入れ，細胞をWBに排出する（図4d）．再度細胞を吸引し，手前から奥のドロップへと（図4bの矢印の方向に）5回洗浄する（図4e）．WBにPVPが1%含有されて

いることで，ピペット内部への細胞の接着や，洗浄時の生検細胞の紛失を防止できる．検査結果に対するPVPの影響はなく，安定した結果が得られている（PVP非含有のPBSを使用する際は，実体顕微鏡下でのハンドリングは極力避けたほうがよい．今回示したようなローディング法であれば検査結果は得られるが，操作中の細胞の紛失の可能性が少なくない）．バイオプシーピペットの先端に細胞を保持したまま，ピペットの先端をステージから2 mmほど上にあげる（図4f）．ステージ上の移動で，PCRチューブにピペットの先端を入れる．PCRチューブ内のLBのドロップを確認しながら，ドロップ内にバイオプシーピペットを入れ，細胞を排出する．細胞を明確にLB内に排出できたことを確認して，ピペットをPCRチューブから引き抜く．チューブの蓋をピンセットで閉め，LBの位置をマジックでマークしておく（図4g）（PCRチューブの素材やコーティングにより内壁に細胞が付着している可能性があるため，念のため細胞を挿入した位置を示しておく）．チューブに検体番号などのラベルを貼付あるいはマジックで記載し，検査会社へ送付する．氷上に置く場合はチューブの蓋の外側をパラフィルムなどで被覆し，外部の液体の混入を防止する．送付条件や方法は各検査会社の方法に従う（図4h）．胚盤胞から細胞をバイオプシーし，PCRチューブに入れるまでの時間は20分以内を目安とする．

以上，PGT-Aバイオプシー施行時の要点について概説した．PGT-Aはその結果により重大な判断がなされうる検査であり，検査に携わる者には高度の正確性が要求される．本稿が，PGT-A施行時に陥りやすいピットフォールを克服し，それぞれの技術精度を高める一助となれば幸いである．

参考文献
1) Darwish, E., et al.：Artificial shrinkage of blastocoel using a laser pulse prior to vitrification improves clinical outcome. *J. Assist. Reprod. Genet.*, **33**：467〜471, 2016.

マウス胚盤胞からの細胞分離

荒木泰行
高度生殖医療技術研究所

1 バイオプシー作業の流れ

マウス胚はヒト胚よりも発生速度が若干早く，媒精5時間後には前核が出現してくる．day 2で4～8 cellへ進み，day 4には胚盤胞へ到達する．

胚盤胞でのTE採取を容易にするため，初期胚の段階で透明帯の一部に穴を開けておくとよい．媒精 → day 2で透明帯の一部に穴開け → day 4で透明帯開口部から飛び出しているTEの一部を採取する．

2 day 2で透明帯に穴を開ける

レーザにて，割球と割球の間の囲卵腔が広い箇所の透明帯の一部に穴を開ける（**図1**はZILOS-tk®；Hamilton Thorneを使用）．レーザの照射条件は，各施設で適切に決める必要がある．

3 day 4で透明帯開口部から飛び出しているTEの一部を採取

栄養外胚葉（trophectoderm：TE）は，day 2で透明帯の開口部分から飛び出してきているものが採取しやすい．事前に穴を開けていない場合は

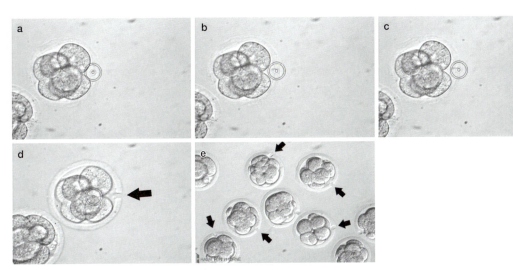

■**図1 初期胚ステージでの透明帯一部開口**
day 2の胚にレーザを用いて1カ所開口部をつくる．
a〜c：囲卵腔の隙間が広い付近の透明帯にレーザを照射して開口させる．
d〜e：透明帯開口後の胚．矢印は開口部．

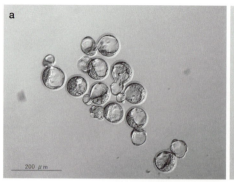
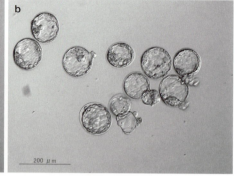

■図2 あらかじめ透明帯の一部を開口した胚盤胞のハッチングの様子
a：AHA 有で，早いうちから多くの胚盤胞でハッチングを確認できる．
b：AHA 無で，かなり拡張しているが，ハッチングしていない胚も散見される．

ハッチング率が低くなるので，ハッチングしていなければ，細胞採取の直前に透明帯に穴を開けなければならなくなる．もっとも，実際は，バイオプシーする時に透明帯を新たに開口しなくてはTEが採取できないケースにも遭遇するので，わざとそのような練習をするのも有効である．

4　バイオプシー用に準備するディッシュ

ICSI に用いているプラスチックディッシュを使用する（図3）．7〜10 μL 程度の Hepes buffer（HSA 含有）の培養液ドロップと7% PVP 溶液のドロップを作製して，ミネラルオイルでカバーする．他の胚の細胞の混入を避けるために，1度使用したドロップは使用しない．

5　バイオプシーの手順（図4）

バイオプシー用のピペットには，オイル，PVP 溶液，Hepes buffer の順に吸引充填して，ピペット内部の動きを止めておく．また，ICSI のインジェクションピペットと比べてピペット内径が太いので，吸引排出操作がややむずかしいため，オイルとPVPを交互に何度も入れておくとピペット内の抵抗が強くなり，吸引排出操作が少し容易になる．バイオプシーを始める準備ができたら，胚盤

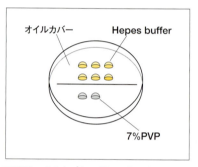

■図3　バイオプシー用のディッシュ

胞を Hepes buffer ドロップに移動する．透明帯から飛び出している TE を3時の位置に合わせて固定し，バイオプシーピペットでゆっくり吸引する．3〜5個程度の細胞を目標にピペット内に吸引したら，切り取りたい位置にレーザを上から下にかけて数回，もしくは上部と下部に1カ所ずつ照射する．この照射は必須ではないが，細胞を引き剥がしやすくする．胚の固定を解除して，ホールディングピペット先端とバイオプシーピペット先端で切り取りたい部分を挟み込み，こすり合わせるようにしてちぎり取る（クリッピング法）．この時，バイオプシーピペットが折れない程度に強くホールディングピペットに押し付けた状態で，

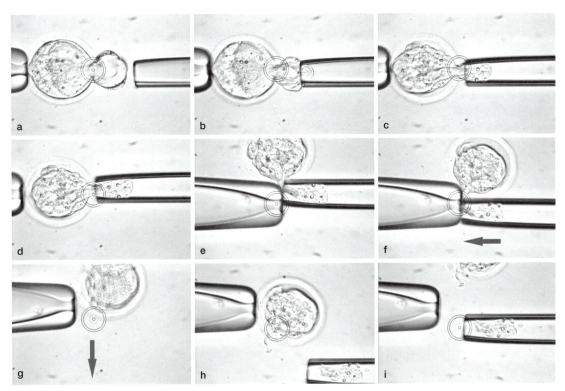

■図4 バイオプシーの様子
a〜d：バイオプシーピペットの中に採取したい細胞数のTEをゆっくり吸引する．
e〜f：ホールディングピペットの先端にバイオプシーピペットの先端をひっかけて，左側に力を加える．
g：躊躇せずに素早く，バイオプシーピペットを下側にふりぬく．
h〜i：引きちぎれたTE細胞は，ピペットの中に採取される．

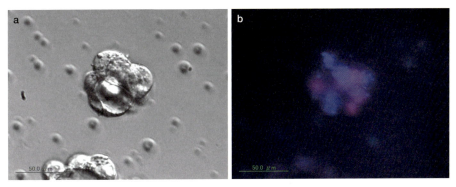

■図5 採取したTE細胞と生存細胞の確認テスト
採取したTE細胞を蛍光染色して，細胞数（核数）を確認する．
a：採取した細胞．
b：PIは細胞膜が壊れている細胞の核だけが光るので，死滅細胞を判別できる．

躊躇せずにピペットを一気に勢いよく下にずらすと細胞がきれいに切断されやすい.

採取したTEは，別のドロップに移動する．可能なら，練習では，採取できた細胞数を数えてみると手技の確認に役立つ．図5では，ヘキストとpropidium iodide (PI) で生細胞と死細胞をチェックしている．

採取した細胞は，通常胚移動に用いているパスツールピペットよりもさらに細く引き伸ばしたピペットを用いて移動する．

あらかじめ0.2 mL PCRチューブに90 μLずつ分けて準備しておいたNW buffer (1% PVA 含有PBS (-)) を1胚あたり1本用意する．NW bufferのドロップを適当数ディッシュに作製して，採取した細胞片をピペッティングによってよく洗浄する (図6).

蓋に識別番号を記した新しい0.2 mL PCRチューブに，少量のNW buffer (3 μL以下) とともに細胞を移動する．移動は実体顕微鏡下で行い，PCRチューブを横に倒して顕微鏡レンズのある上側の壁に付着させるように入れるとよい (図7).

細胞片が確実にチューブ内に入ったことを確認

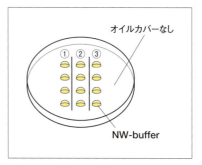

■図6 細胞洗浄用のディッシュ
①サンプル1用，②サンプル2用，③サンプル3用．

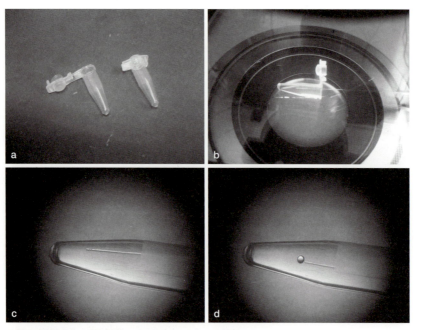

■図7 採取されたTE細胞のPCRチューブへの収納
a：0.2 mL PCR チューブ．b：実体顕微鏡下でピペットをチューブに差し込んでいる様子．c：チューブに細胞を入れる直前．d：チューブ壁にドロップとともに細胞を付着させた様子．

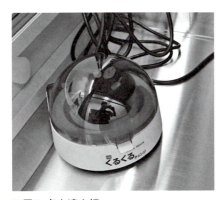
■図8 卓上遠心機

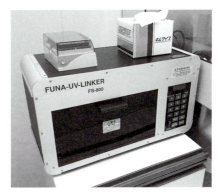
■図9 紫外線照射装置

した後，卓上遠心機（図8）を使用して細胞片をチューブ底に落とし，採取した細胞片がチューブ底に落ちたことを再度顕微鏡で確認してから−20℃で冷凍保存する．

採取細胞以外のDNAのコンタミネーションを避けるためとサンプルDNAを壊さないため，マイクロチップやPCRチューブはDNAフリー，DNaseフリーの製品を使用する．また，できれば使用直前に紫外線照射しておくことが望ましい．

〈例〉0.5〜20 μLチップ（0030 077.520：Eppendolf），0.2 mL PCRチューブ無色（0030 124.332：Eppendolf），紫外線照射装置（FUNA UV Cross-linker, FS-800）（図9）

6 参考資料

NW bufferの準備

細胞サンプルはこのbufferに入れて検査会社に輸送する．ただし，検査会社から指示や試薬提供がある場合はそれに従う．

〈材料〉
- 13 mLラウンドチューブ
- ポリビニルアルコール（PVA）（SIGMA：P8136-250G）
- 10 mLディスポシリンジロック付
- 0.8 μmフィルタ
- 0.2 μmフィルタ
- 0.2 mL PCRチューブ（Eppendolf：0030 124.332）
- 1×PBS（GIBCO：Ref. 14190）

〈作製〉
①PVA 0.1 gを13 mLラウンドチューブに入れる．
②1×PBS 10 mLを加える．
③vortexを用いて撹拌する．
④37℃でオーバーナイトし，時折vortexをかけて溶解させる．
⑤完全に溶解したら，0.8 μmフィルタをかける．
⑥次いで0.2 μmフィルタをかけて滅菌する．
⑦0.2 mL PCRチューブに90 μLずつ分注する．
⑧使用まで−20℃で保存する．
⑨使用時は室温で溶解して，十分にvortexをかけてから使用する．

顕微操作によるマウス胚盤胞からの細胞分離の実践

武田信好
ART Future 代表（元ファティリティクリニック東京）

1 器具と試薬

1｜顕微鏡の仕様
- マイクロマニピュレータ（ナリシゲ）
- 空圧式インジェクタ（ナリシゲ）
- レーザシステム（SATURN, OCTAX など）

2｜アシステドハッチング
- 0.2 mol シュクロース（拡張期胚盤胞用）：6.846 g シュクロース/10 mL Hepes buffer（HSA 不含）
- ディッシュ（FALCON）

3｜バイオプシー
- ホールディングピペット
- バイオプシーピペット：先端内径20〜25 μm
- ディッシュ（FALCON 1006, 353655, ガラスボトムディッシュなど ICSI 用）
- 7% または 10% PVP 溶液（ICSI 用を流用）
- Hepes buffer（ICSI 用を流用）
- ミネラルオイル

4｜細胞塊洗浄・回収
- PCR チューブ：0.2 mL（フナコシ）
- 胚操作用（細胞塊回収用）ポリカーボネート製ピペット：先端内径120 μm 位（The STRIPPER®：ORIGIO, Flexipet®：COOK® など）
- NW-buffer：1% PVA（ポリビニルアルコール）含有, PBS（－）
  * 0.2 mL PCR チューブに 90 μL ずつ分注, －20℃にて保存. 1胚あたり1本用意
- PCR チューブ用の遠心機
- パラフィルム

5｜胚盤胞の凍結
- 12穴ディッシュ（ニプロ）
- Vitrification Kit（KITAZATO）
- Cryotop®（KITAZATO）

2 方法

1｜アシステドハッチング（ホットプレート37℃, ディッシュ 37℃）

凍結胚盤胞は定法にて融解する. 胚の透明帯は, 融解途中または融解直後の胚盤胞がまだ収縮していて囲卵腔がある時期にレーザを照射して開口する. 拡張期胚盤胞は, 0.2 mol シュクロース液を用いて胚盤胞腔を収縮させ, プラスチックディッシュ底面に接着固定する. 次に, 透明帯を収縮により生じた囲卵腔から外側にかけてレーザを照射して開口する. そして, 胚盤胞を培養液で洗浄後, 通常の培養に戻す.

透明帯の開口サイズは10〜20 μm（当院の設定は13 μm）とし, TE（trophectoderm, 栄養外胚葉）に熱ダメージがなるべく及ばないように配慮する. この時, レーザの照準は, 最初に透明帯の内側の線に合わせて外側に向かって開口するとよい. 透明帯内側の線より内側に照準を合わせて開口すると, 開口部分が楕円になり大きく開くことに留意

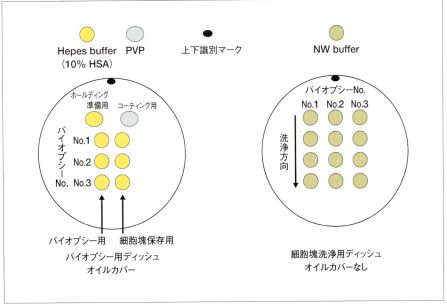

■図1 ディッシュ類

する．透明帯の開口部位は，内部細胞塊（ICM：inner cell mass）の反対側またはなるべく離れているところが適しており，TE採取の際に妨げにならない．レーザ装置がない場合は，ガラス針を用いたPZD（partial zona dissection）法も検討されている．

2 | バイオプシー（ホットプレート37℃，ディッシュ37℃）

アシステドハッチング施行後の胚盤胞は，1時間おきに観察しながら，TEの脱出開始を待ってバイオプシーを施行する．通常，TEの脱出開始までには1～5時間を要することが多い．

TEの脱出開始を確認した後，手袋を着用してバイオプシー用ディッシュを作製して37℃・加湿下に数分間保温しておく（**図1**）．マイクロマニピュレータにホールディングピペットとバイオプシーピペットを水平にセッティングする．次に，胚盤胞をのせたバイオプシー用ディッシュを顕微鏡の37℃保温ステージにのせる．ホールディングピペットにはHepes bufferを充填，バイオプシーピペットにはTEのべたつきの防止のために7％または10％ PVP溶液を吸引充填し，双方に吸引排出の流れがないことを確認する．

胚は，脱出が始まっているTEを3時の位置に固定して，バイオプシーピペット内に細胞を5～8個吸引する．採取は，①細胞間結合部分にレーザを3～5回照射しながら細胞塊を吸引採取する方法，②細胞塊を吸引後，レーザを用いないままホールドをいったん外してバイオプシーピペットとホールディングピペットを擦り合わせて細胞塊を切り取る方法，③最も簡単なこれらの併用法，すなわちレーザ照射後にバイオプシーピペットとホールディングピペットを擦り合わせて細胞塊を切り取る方法（**図2**）のいずれかやりやすい方法で施行する．この時，採取する細胞数が少ないと解析精度に影響が出ることがあり，逆に多すぎると胚に対する侵襲が大きくなり胚質が低下するこ

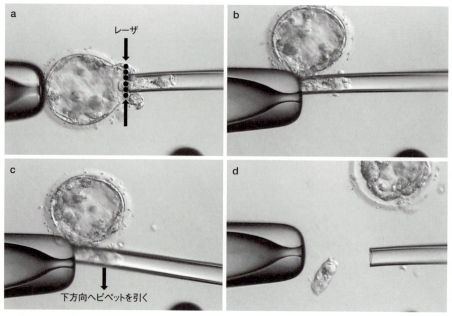

■図2 バイオプシー
a：細胞を吸引してレーザを照射する．
b：いったんリリースして，レーザを照射した部分をホールドに当てる．
c：ホールドに引っかけて擦ってカットする．
d：細胞塊をそっと吸引して細胞塊保存用ドロップに移動しておく．

とにつながるので注意する．したがって，我々はなるべく精度よくバイオプシーが施行できるよう訓練することが重要である．

採取した細胞塊は，紛失しないようにバイオプシーピペットに吸引してからステージを移動させて，細胞保管用ドロップのわかりやすい位置（たとえばドロップの左側）に移動しておく．

バイオプシーが終了した胚盤胞は培養液で数回洗浄後，もとの培養液へ戻す．マイクロマニピュレータの準備ができたら，新たな胚盤胞をNo.2のドロップに移して次のバイオプシーに取りかかる．

3│細胞塊の洗浄と回収（手袋着用，加温off，NW buffer常温）

常時手袋を着用する．細胞塊の洗浄用ディッシュを作製する（図1）．細胞塊の洗浄用ディッシュは，1検体につきNW bufferのドロップを4カ所作製したものを用いる（オイルカバーなし）．検体数分のPCRチューブを用意して胚番号を記入する．あわせてネガティブコントロール用PCRチューブ1本に「C」と記入したものを用意する．

胚操作用ピペットは，最初のNW bufferドロップにて数回吸引と排出を繰り返して，先端から泡が出ないことを確認してから用いる．細胞塊はバイオプシーディッシュから胚操作用ピペットを用いて回収する．この時，ピペットにNW bufferをいっぱいに吸った状態で細胞保管用ドロップに投入し，泡を立てないように少しの液量を排出してから細胞塊を吸引する．そして細胞塊洗浄用ディッシュのNW bufferドロップに移して，上か

ら順次ディッシュの底に接着しないようにピペッティングしながら3～4カ所を用いて洗浄していく．最後に細胞塊を，新しい0.2 mL PCRチューブに少量（3 μL以下，当院では2 μL）のNW bufferとともに入れる．これら一連の操作は，実体顕微鏡下で行う．細胞塊の格納は，PCRチューブを横にして内壁にくっつけるように行うとよい．この時，細胞塊が入ったことを実体顕微鏡下で目視できるので確認するとなおよい．

PCRチューブの蓋を確実に閉めてから，パラフィルムを用いて封入し，遠心機を用いて内壁についたサンプルのドロップを底部に落とす．PCRチューブが散逸しないようにビニール袋に入れて凍結保存する．なお，細胞塊を回収する前にネガティブコントロールとしてPCRチューブにNW buffer 2 μLを取ることを忘れないようにする．そのまま1つ目の細胞塊の回収を始めると，ピペットを無駄にしない．

4｜その他

コンタミネーションの防止には，ディッシュ作製，PCRチューブの開閉と細胞塊の回収の操作時に手袋を着用することが必須である．また，一連の操作では，1検体ごとに必ず胚操作用パスツールピペット，ホールディング・バイオプシーピペット，細胞塊回収用ピペットを交換する．

5｜胚盤胞の凍結

バイオプシー後の胚盤胞凍結は，胚番号を間違えないように細心の注意を払って，1つずつ個別に凍結保存を行う．

凍結の時期は，バイオプシー後30分ほどおいてTEの開口部が閉じているなら大丈夫であり，必ずしも胚の再拡張を確認する必要はない．

6｜検体（バイオプシーした細胞塊）の保存

検体は，－20℃にて冷凍保存するが，ディープフリーザーがあればなおよい．我々は，予備の液体窒素タンク（50 L程度）の底部に5 L程度と6本あるキャニスター（特注にて底を塞ぐ加工済み）の2本に液体窒素を満たし，他のキャニスターに格納することで液体窒素蒸気下（－150℃以下）に保存できるようにしている．

顕微授精によるマウス胚盤胞からの細胞分離の実際

八木亜希子

神谷レディースクリニック

1 必要物品

1 | 機器

倒立顕微鏡，マニピュレータ（ICSIで使用しているものと同じ），空圧式インジェクタ（バイオプシー用，ホールディング用は油圧式でも可），レーザ装置，卓上遠心機

2 | 器具

バイオプシーピペット（内径25 μm），ホールディングピペット，パスツールピペット（胚移動用，TE回収用），0.2 mL PCRチューブ，バイオプシー用ディッシュ（ICSIで使用しているものと同じ）

3 | 試薬・培養液

バイオプシー用 Hepes buffer（アルブミン添加，ICSIで使用しているものと同じ），10% PVP，1×PBS，1% PVP（10% PVPを1×PBSで希釈して作製，約100 μLずつPCRチューブに分注して－20℃保存，胚1個で1本使用），ミネラルオイル

4 | その他

手袋（パウダーフリー，未滅菌），パラフィルム

2 方法

1 | 透明帯の開口

レーザ（LYKOS）の出力をpower 80，pulse 300に設定し，約7 μmの幅で透明帯を開口する．初期胚を胚盤胞まで培養する場合は培養3日目に，凍結していた胚盤胞の場合は融解直後に実施する．開口位置は，初期胚では囲卵腔が広い場所，胚盤胞では内細胞塊（ICM）から遠い場所とする．開口幅を広くするとハッチドになったり，バイオプシー時に栄養外胚葉（TE）を吸引した際，透明帯から胚が出てきたりする危険性がある．

3 バイオプシーに適した胚盤胞の形態

最も容易にバイオプシーが行える形態は，図1aのような胚盤胞（胚の直径の半分程度がハッチング）である．図1bのようにハッチング状態が少ないと，バイオプシー時にシュリンク（収縮）してTEを吸引できないことがある．また，一度シュリンクすると回復に時間を要する場合が

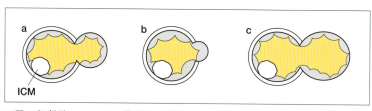

■図1 胚盤胞のハッチング形態の種類

ある．図1cのように大きくハッチングしていると，ホールディングピペットが視野から外れてしまって操作がむずかしくなったり，透明帯から胚が出てしまったりする危険性がある．

図1bの状態であれば，2〜3時間ごとに胚観察を行う．ただし，TEの細胞数が多い胚は，TEを吸引しながら針を透明帯の中に押し入れてTEを吸引することが可能な場合もある．なお，ハッチド胚は操作がむずかしいので，培養継続の判断は慎重に行う．

ICM部分からハッチングしている胚は，ICMに干渉せずにTEを採取できるか判断する．ICMに干渉する場合の対策としては，①培養を延長してTEのハッチング部分を増やす，②ハッチング部分とは別の場所の透明帯を開口してTEを採取するなどがある．

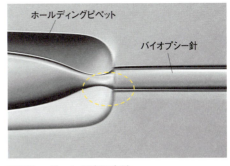
■図2 フリックの確認方法

4 針のセッティング

①ICSI時と同じ要領で，ホールディングピペットとバイオプシー針（RI）を視野の中央でセッティングする．

TEを吸引している時に胚の固定が外れた場合でも素早く対応できるように，インジェクタは2台とも左手側に並べて置く．バイオプシー時，右手はバイオプシー針側のジョイスティックをもち，左手は状況によって操作するインジェクタを使い分ける．

空圧式インジェクタは油圧式に比べ吸引と排出の動きが緩慢なため，バイオプシーピペットに接続するインジェクタは空圧式が望ましい．油圧式で行う場合は，針の中に入れるオイルの量を通常のICSI時よりも少なくして動きを遅くさせるとよい．

②確実にフリック（ホールディングピペットと針をこすり合わせる操作）が行えるか確認する．実際には，ホールディングピペットの穴の手前部分とバイオプシー針先端の手前側を引っ掛け（図2の点線部分），バイオプシー針を押しながら下に振り抜く（バイオプシー針の操作はジョイスティックを用いる）．引っ掛かりを感じずに針が滑って空振りする場合は，ホールディングピペットの向きに少し角度をつけて再試行する．

5 物品の準備

- 胚移動用パスツールピペット1本/症例：ハッチング胚用．
- TE回収用パスツールピペット1本/胚：ICSI前の裸化に使用する細さより，やや太めにする（先端はきれいにカットされている方が望ましい）．
- 凍結保存していた1%PVP1本/胚：室温に戻しておく（約10分で溶解する）．
- PCRチューブ1本/胚：1×PBS（−）を2.5 μL入れる．

6 バイオプシー用ディッシュの作製（FALCON 1006）（図3）

10% PVPのドロップをスポイトで作製する（ドロップはやや楕円形にして，PVP量を多くする）．針の洗浄用として，ドロップの数は施行する胚の数より多めに作製しておく．施行する胚の数に合わせてアルブミン添加Hepes bufferのラインをスポイトで厚めに作製し，オイルカバーする．

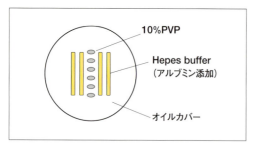

■図3 バイオプシー用ディッシュの模式図

バイオプシー針は太くてコントロールが取りにくいため，PVPの濃度を高めにすることで，ゆっくりとした動きにする効果がある．

7　針の準備

①ディッシュの蓋に少量のアルブミン添加Hepes bufferのドロップを直前に作製し，バイオプシー針を下ろして培養液を毛細管現象で針の中に入れる（直接，バイオプシー用ディッシュに針を入れるとオイルが混入する．バイオプシー針の中にはオイルを入れないほうがよい）．

②バイオプシー用ディッシュのPVPドロップにバイオプシー針を下ろし，培養液を排出してPVPに置換する．PVPは針のシャフトの立ち上がりよりも多く吸引する．PVPの吸引排出動作を行って，コントロールを確認しておく．十分量のPVPを針の中に吸引しておくことで，フリック後にTEが急激に針の中を上昇移動したとしても，TEのロスを防げる．

③ホールディングピペットをPVPドロップに下ろし，PVPを軽く吸引してホールディングピペットを全体的にPVPでコーティングしておく（細胞の付着防止）．

8　TEの採取

①胚を培養液のラインの上方1/3の辺りに入れる（胚の操作時，シュリンクしてしまわないようていねいに行う）．

②バイオプシー針をPVPのドロップに下ろし，再度コントロールを確認してから開始する．

③針を用いて，開口部と吸引を開始しようとするTE部分が針と一直線上になるように配置し，胚を少し強めにホールドする（一直線上に配置することで，TEの吸引時に圧を加えてもホールドが外れにくい）．ICM部分がハッチングしている場合は，ICMが干渉しない場所からTEを吸引できる位置で胚をホールドする．

④LYKOSではレーザ照射位置が視野中央で固定されているため，実際にレーザを照射する位置を考慮して，事前に胚を左側に引いておく（TEを吸引し始めてからレーザを照射するまでの時間を最短にする）．

⑤細胞数は5個を目安にして，フリックするために必要な長さ（約80μm）のTEをゆっくりと針の中に吸引する（吸引圧が強いとTEが破綻する危険性あり）．胚が収縮してきた場合は，収縮が納まるまで待ってから吸引を再開する．拡張度合が強すぎてTEの吸引に抵抗を感じる場合は，少量のTEを吸引した状態でフリック予定位置の外側のTEを1回レーザ照射して収縮させるとTEが吸引しやすくなる（図4a）．TEがガードナー分類A評価であっても，フリックできるだけの長さ（体積）は針の中に吸引する．吸引体積が少ないと，フリック前に針を引っ掛ける際，TEが針の外に出てしまう．最終的に5〜8個のTE採取を目指す．細胞数や体積が少なすぎると，回収操作がむずかしくなる．

⑥フットスイッチを用いて，針の先端のTE部分を直線状に照射する（図4b）（基本的には，右手のジョイスティックの移動で可）．TEの重なりがなく境目がみえる状態であればレーザ照射は少ない回数でよいが，TEが収縮して細胞に厚みがある場合は念入りに照射する（特に上方部）．

⑦照射後ホールドを外し（ホールドを外した後，

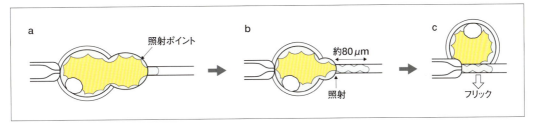

■図4 TEの採取手順

TEが針の中に入ってくるようであれば照射部分を先端まで戻す)，ホールディングピペットに吸引圧がかかっていないことを確認する．ホールディングピペットを視野中央に移動させ，ホールディングピペットの穴にバイオプシー針を引っ掛けてフリックを行う（図4c）．

⑧フリックした後，TEが針の中のみえる位置にあることを確認する．ホールディングピペットを上げて，培養液のラインの下方1/3辺りに移動する（胚およびフリック時に自然に剥がれ落ちたTEやフラグメントと採取したTEを識別する）．TEが急激に針の中を上昇移動する場合，弱拡大にしてTEの位置を確認する．セッティングが良好で照射が十分であれば，1回のフリックでTEを採取できるが，1回でTEを採取できない場合は，複数回フリックを行う．

⑨採取したTEをゆっくりと針の中から排出する．TEの形態を確認しておく．TEが針に付着して取れない場合は，ホルダー部分を軽く叩く（タッピング）．それでも取れない場合は，ホールディングピペットとこすり合わせて取る．

9　TEの回収（tubing）

①TE回収の直前に，ディッシュの蓋に約25μLの1% PVPドロップを4個作製する（図5）．4番目はパスツールピペットへの吸引用として作製する．

②パスツールピペットに1% PVPを十分量吸った状態でTEを吸い上げ，1番目のドロップに入れてオイルを落とす．次に，2番目，3番目のド

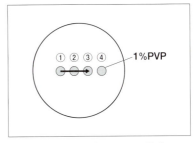

■図5 TE洗浄用ディッシュの模式図

ロップで洗浄を行う．パスツールピペットに十分量の1% PVPを吸引しておくことで，パスツールピペットにTEが付着した場合，エアーの発生をおさえて吸引排出を大きく行うことができる．

③1×PBSを2.5μL入れたPCRチューブにTEを入れる（1%PVPの持ち込みは極力少なくする）．ドロップにパスツールピペットの液を排出し，TEが残っていないことを確認する．バイオプシー針からTEがすぐに取れなかった場合は，パスツールピペットにも付着しやすいので細心の注意を払う．PCRチューブの管壁に2.5μL PBSのドロップを作製して顕微鏡下でTEを入れる方法の場合，スピンダウンしてもTEが管壁に付着して落ちない危険性がある．

④PCRチューブにパラフィルムを巻き，スピンダウン後に−20℃で凍結保存する．

胚盤胞の形態は多様なので，研鑽を積んで対応できる技術を習得することが肝要である．

胚盤胞期におけるTEバイオプシーから検体管理まで

水田真平

リプロダクションクリニック大阪／リプロダクションクリニック東京

1 試薬と消耗品等

1｜培養液・試薬

- Sperm Washing Medium：SWM（origio）
- 10% PVP（origio）
- Light Mineral oil（Irvine）
- 1 × PBS Ca free（KITAZATO）
- 1% PVA（KITAZATO）

＊：ストックを作製し小分けして冷凍保存

2｜消耗品

- 胚移動用パスツールピペット（内径200〜250 μm程度）
- TE（栄養外胚葉）移動用パスツールピペット（内径120〜140 μm程度）
- 内径25 μmバイオプシーピペット（RI）
- 1.5 mLチューブ
- 0.2 mL PCRチューブ（eppendorf）0030124332（DNaseフリー，未滅菌）
- パラフィルム5 mm×20 mm程度
- ICSIディッシュ（NUNC）150265
- 1 wellディッシュ（FALCON）353002
- 11 mL IVFチューブ（Thermo）137860
- 0.1〜2.5 μL個別包装マイクロチップ（eppendorf）0030010019

3｜ディッシュ

- バイオプシー用ディッシュ（図1）
- TE洗浄用ディッシュ（図2）
- バイオプシー後胚洗浄用ディッシュ（各施設のプロトコールに準ずる）
- バイオプシー後胚培養用ディッシュ（各施設のプロトコールに準ずる）

4｜その他

- PCRチューブ用ラック

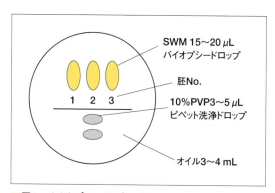

■図1 バイオプシー用ディッシュ

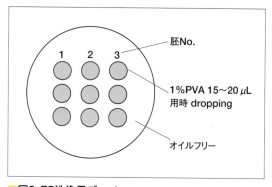

■図2 TE洗浄用ディッシュ

- 卓上小型遠心機
- マイクロピペッター

2 バイオプシー当日実施前準備

- バイオプシーディッシュ作製
- TE洗浄用ディッシュ作製（使用直前にdropping）
- PCRチューブにIDおよび胚No.，個別標識を記載

＊準備，バイオプシー，tubingは手袋（パウダーフリー，未滅菌）を着用する．

3 方法

1｜透明帯の開口（day 3）

Saturn 5 active（RI）を使用する．

囲卵腔が比較的広い箇所に，バイオプシーモード，直径10 μmで内側から外側に向かって開口する（図3）．凍結胚盤胞に行う場合は，融解直後にICMと離れた位置に直径10 μmで開口する．

2｜TEバイオプシー（day 5〜7）

①開口部から脱出している胚から順次バイオプシーを行い，5細胞前後の採取を目標とする．

＜注意点＞バイオプシーのタイミングは拡張度合いや細胞数によって各施設で判断基準を設ける．胚盤胞の移植や凍結可否の基準は施設によって異なるが，バイオプシーの実施可否についてもコストと成功率を考慮して，基準を各施設で設定する必要がある．

②胚をバイオプシーディッシュのSWMに移動する．

＜注意点＞脱出胚盤胞は容易に収縮するため，胚操作は太めのピペットでやさしく慎重に行う．バイオプシー用ディッシュ，TE洗浄用ディッシュの底を傷つけるとTEが付着することがあるので注意する．

③ホールディングピペットとバイオプシーピ

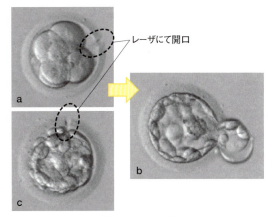

■図3 レーザによる開口と脱出胚盤胞
a：day 3に開口．b：2日後に脱出している．
c：day 5融解直後に開口．

ペットを10% PVP中に浸け，ピペットの内外部をコーティングする．この際，バイオプシーピペットはPVPとオイルを交互に吸引し，ピペットの動きを緩慢にしておくと操作が楽になる．

④胚の状況に応じて，下記の方法でバイオプシーを実施する．吸引のみで簡単にバラバラに剥がれるものはフラグメントの可能性が高いので注意する．

＜方法1　レーザ法（図4）＞

ホールディングピペットで胚を吸引固定し，バイオプシーピペットでTEを吸引，左右に引き伸ばす．吸引は一気に行うのではなく，吸引と排出を繰り返して徐々に吸引圧を強めながら行い，吸引で胞胚腔に穴を開けてしまわないように注意する．吸引で穴が開き，そこから吸引を続けると，胞胚腔液が吸引され，一気に胚盤胞が収縮してしまい，バイオプシーが困難になる．

シングルパルスモード，直径9.0 μmで，可能なかぎり細胞の間隙を狙い，レーザを1発ずつ照射し，TEを胚から剥がす．この際，TEは常に両側に引き伸ばした状態を維持する．ある程度剥がれそうな状態になれば，再度両側に引き伸ばし，

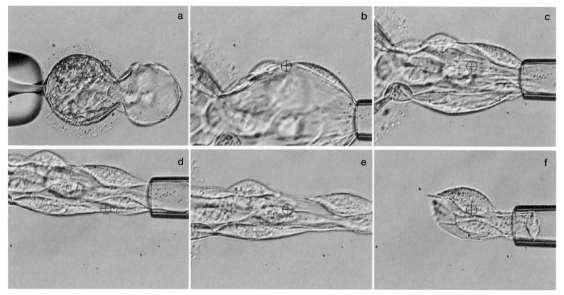

■図4 レーザ法
a：Gardner 分類 grade3～4 に相当．開口部より脱出しており，バイオプシーを行いやすい胚盤胞．
b：左右のピペットで細胞を引き伸ばし，上端か下端の細胞間隙を狙いレーザを1発照射する．
c, d：細胞を引き伸ばし細胞間隙にレーザ照射を繰り返す．
e, f：引き伸ばすだけで剥がれそうになったところで，再度両側に引き伸ばし，TE を分離する．

細胞を引き剥がす．
　バイオプシーピペット内にできるかぎり培養液を吸わないように注意する．ピペット内側と吸引している細胞の間に隙間ができると培養液が流入し，吸引速度が極端に早くなるなど，調節が困難となる．
　TE 分離後は，速やかに胚を培養液に戻す．

＜方法2　バイオプシーの直前に開口する方法（図5）＞

　本法は，主にICMから脱出している胚盤胞に対して使用する．
　ICM 周辺から脱出している胚盤胞においては，脱出部位にレーザを用いてバイオプシーすることが困難なため，別の部位から行う．脱出部を90°回転させ，出力を極力弱めたレーザを用いて，胚を収縮させないようにおよそ20μm程度の幅で透明帯を開口する．ピペットを囲卵腔内に侵入させ，徐々に吸引し，右方向への引き伸ばしを繰り返し行い，TE の一部を透明帯の外へ引き出す．その後，方法1と同様の手順でバイオプシーを行う．
　本法を使用したうえで融解胚移植に用いる際は，透明帯をアシステドハッチングにより完全に脱出させるか，きわめて大きな開口を行ったほうがよい．

＜方法3　フリック法（図6）＞

　本法は，主に完全脱出胚盤胞か，非常に大幅に脱出している胚盤胞に対して使用する．
　完全脱出胚盤胞や大きく脱出している胚盤胞は，胚を強くホールドできないことが多いため，レーザ法ではTE剥離が困難である．軽くホールドしている状態で，切断したい部位まで徐々に吸引を繰り返し，切断したい部位の上端と下端にレーザを1発ずつ照射（切れ込みを入れるイメージ）する．ホールドを外して，切断したいTEの面を

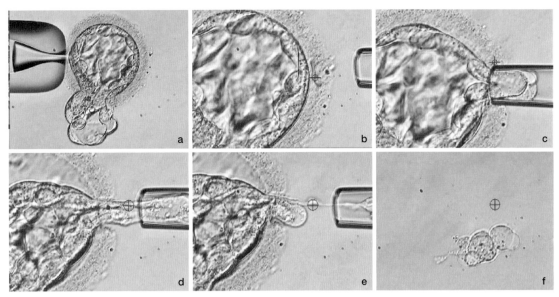

■図5 バイオプシーの直前に開口する方法
a：ICM 周辺からハッチングしている胚盤胞．90°回転させる．
b：出力を弱めたレーザによって胚を収縮させないように透明帯を開口する．
c：ピペットを囲卵腔内に侵入させ，吸引と引き伸ばしを繰り返し，TE の一部を透明帯外へ引き出す．
d〜f：レーザを使用してバイオプシーを行う．

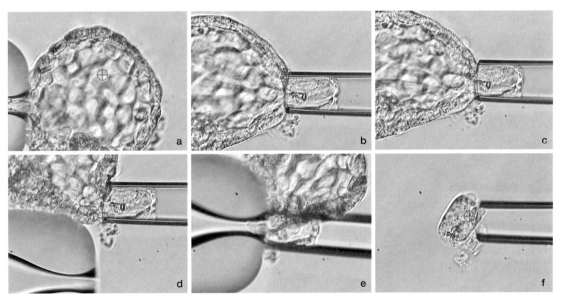

■図6 フリック法
a：完全脱出胚盤胞．ホールディングピペットで軽く吸引し固定する．
b：バイオプシーピペットで吸引し，切断したい面の上端と下端にレーザを1発照射する．
c：切断したい部位まで吸引する．
d：ホールディングピペットをはずす．
e, f：ホールディングピペットとバイオプシーピペットで切断したい部位で TE を挟みこみ，バイオプシーピペットをホールディングピペットに押し当てながらしならせ，真下に弾く（フリックする）．

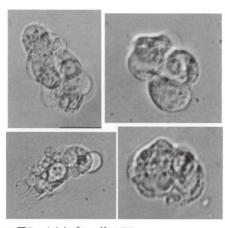

■図7 バイオプシー後のTE
採取細胞数は3〜5細胞を目指したい.

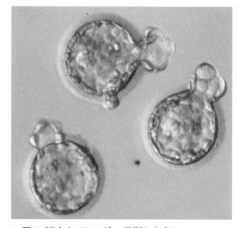

■図8 脱出タイミングの同期した胚
実際はなかなか同期せず，バイオプシー実施のタイミングが悩ましい.

ホールディングピペットとバイオプシーピペットで挟み込み（あるいはホールディングピペットの上端に合わせ），バイオプシーピペットをホールドに軽く押し当てながら，真下に弾く（フリックする）ようにピペットを動かす．フリック時の注意点として，ホールディングピペットとバイオプシーピペットのピントがずれないようにする．また，吸引圧が強すぎて細胞を吸い込まないようにする．

3 | tubing, 胚凍結

使用直前にTE洗浄用ディッシュを分注し，TEを1% PVAで洗浄し，2.5 μLのPBS（−）を加えたPCRチューブのPBS中に入れる．蓋が開かない程度にパラフィルムを巻き，フラッシュ遠心でチューブ底に落とし，−20℃で保管する．胚は再拡張する前に可能なかぎり速やかに凍結をしてしまう方がよい．

＜注意点＞TE移動用のピペットの先端はフラットにする．培養液の境界面でピペットからTEを剥がそうとしない．TEの洗浄はオイルフリー，マイクロドロップで行うため，乾燥を避けるためにディッシュは直前に分注し，加温せずに室温で行う．

4 | 細胞の搬送

PCRを検査会社で行う場合は，ドライアイスを入れた発泡スチロールにPCRチューブを入れ，細胞を凍らせた状態で検査会社に冷凍便で搬送する．PCRを自施設で行う場合は，保冷剤を入れた発泡スチロールに増幅後のDNA溶液が入ったチューブを入れ，冷蔵で搬送する．

5 | バイオプシーの心構え

TEバイオプシーは，レーザ法やフリック法が主流だが，この手技にはICSI以上に時間を要し，少なからず細胞を傷害することになるため，その習熟度により胚への影響が出るであろうことを常に意識すべきである．作業は煩雑になるが，患者間の取り違いのみならず，胚間の取り違いも同等に注意しなければならず，バイオプシー時は，胚No.と細胞No.をひもづけし，ディッシュ，チュー

ブ類のダブルチェックも必要となる.

　TEを用いたNGSは,そこに至る方法が実にさまざまで,施設によって異なる.バイオプシー時の胚盤胞は非常に個性にあふれ,行うたびに異なる変化をみせる.どのような状況にも対応できるように,さまざまな方法,トラブルシューティングを身につけておく必要がある.焦らず,パニックにならないことが一番大切である.

レーザを使用しない胚盤胞からの細胞分離

畠山将太

矢内原ウィメンズクリニック

　レーザを用いたバイオプシー手法が一般的であるが，装置を備えていない施設のためにレーザを使用しない手法を紹介する．

1 透明帯の一部切開

1 | 器具
- ホールディングピペット
- PZDピペット（アシステッドハッチング用）
- 35 mmディッシュ（Nunc）

2 | 試薬
- modified-HTF（Irvine Scientific）
- Serum substitute supplement（Irvine Scientific）
- ミネラルオイル

3 | 方法
①10%SSS添加 modified-HTFを作製し，37℃に加温する．ミネラルオイルも37℃に加温しておく．本工程に使用するだけであれば，ミネラルオイルはインキュベータ内で平衡化する必要はない．

②実施するタイミングは，day 4/5の胚盤胞期でICM（内部細胞塊）の位置が把握できる時期がよい．拡張期に至る前が操作しやすいが，拡張期であっても，PZDピペットを用いた方法であれば収縮させることなく透明帯を切開することが可能である．

③ICM（**図1a**の丸部分）が6～8時方向にくるように胚を固定する．

④ICMの対極側の透明帯を10～15μm程度切開する．確実に切開し，菲薄化しないよう，拡張胚盤胞など囲卵腔が狭い場合には特に注意する．

⑤培養用ドロップに移動させ，切開部分から細胞の脱出がみられるまで培養する．

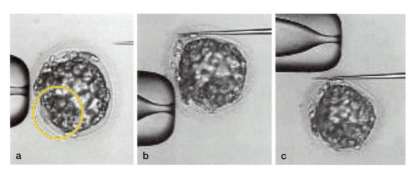

■図1　PZDピペットを用いた透明帯の切開
a：ICMを6～8時方向に配置し，固定する．
b, c：ICMの対極側の透明帯を10～15μm程度切開する．

2　細胞分離（バイオプシー）

1｜器具
- ホールディングピペット
- バイオプシーピペット（内径25μm）
- 35mmディッシュ（Nunc）

2｜試薬
- modified-HTF（Irvine Scientific）
- Serum substitute supplement（Irvine Scientific）
- ミネラルオイル
- 7% PVP溶液

3｜方法

①ホールディングピペットとバイオプシーピペットを真っすぐ取りつける．

②10%SSS添加modified-HTF（m-HTF）を作製し，37℃に加温する．ミネラルオイルも37℃に加温しておく．

③図2のように，7%PVPとm-HTFドロップを作製し，ミネラルオイルでカバーする．バイオプシーを行うドロップと，分離した細胞を入れるドロップを別に作製する．分離した細胞塊は小さいため，ドロップも小さく作製したほうがみつけやすい．

④バイオプシーを行う胚をドロップに移す．

⑤ホールディングピペットとバイオプシーピペットをミネラルオイルに浸け，少量のミネラルオイルを吸引する．

⑥バイオプシーピペット先端をPVPドロップに浸け，少量吸引する．その後，ミネラルオイルを吸引する．PVP，ミネラルオイルの吸引を繰り返すことによって，吸引排出の速度を緩やかにすることができる．

⑦胚を固定する前に，ホールディングピペットの穴にバイオプシーピペット先端がひっかかるか確認する．この時に，バイオプシーピペットのどの部分にピントを合わせたら最もひっかかりがよいか確認しておく．たとえば，バイオプシーピペット先端の手前側にピントを合わせた状態から徐々に高さを変えてひっかかりを確かめるとよい．ホールディングピペットの穴にバイオプシーピ

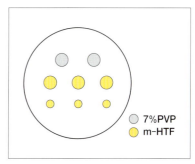

■図2　細胞分離用ディッシュの作製例

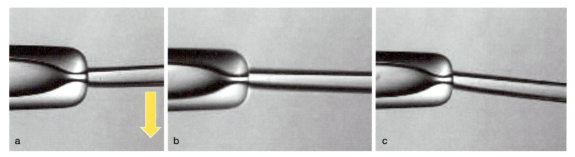

■図3　バイオプシーピペットの準備方法
a：ホールディングピペットの穴にバイオプシーピペット先端を押し当て，矢印方向に力を加える．
b, c：バイオプシーピペットを若干しならせながらはじく．

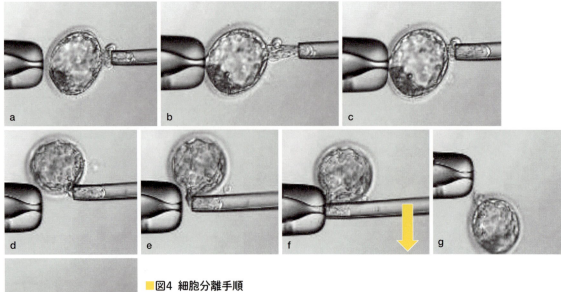
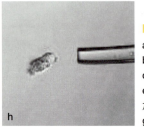

■図4 細胞分離手順
a：透明帯より脱出した細胞の先端から吸引する．
b, c：細胞塊を引き伸ばすように吸引する．
d：胚をホールディングピペットから外す．
e, f：バイオプシーピペット先端をホールディングピペットの穴に押し当て，矢印方向に力を加えはじく．
g：細胞が分離された胚．h：分離された細胞塊．

ペット先端を押し当て，図3aの矢印方向に力を加える．バイオプシーピペットがしなった後，はじくことができれば問題ない．何度試みてもうまくピペットをはじくことができない場合，バイオプシーピペットを変更したほうがよい．

⑧脱出した細胞部分が3時方向にくるようにホールディングピペットで固定する．誤って細胞をホールディングピペットで吸引してしまわないよう注意する．

⑨細胞にピントを合わせた後に，バイオプシーピペットの高さを調節してピントを合わせる．

⑩細胞を吸引する．一度で吸引しようとせず，細胞塊を引き伸ばすように吸引する（図4）．

⑪分離する細胞数は5個程度であるが，分離する際にバイオプシーピペットから数個抜け出てしまうため，5個より少し多めに吸引しておく（⑫＊参照）．

⑫バイオプシーピペットで細胞を吸引したまま，ホールディングピペットから胚を外す．バイオプシーピペット先端をホールディングピペットの穴に押し当てる（＊：この際，数個の細胞がピペットより抜け出る）．バイオプシーピペット先端が

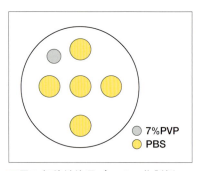

■図5 細胞洗浄用ディッシュ作製例

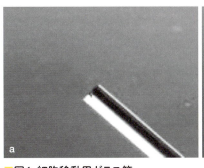 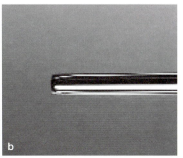

■図6 細胞移動用ガラス管
a：折ったままのガラス管先端．
b：バーナーであぶり，丸めた先端．

ホールディングピペットの穴にひっかかった状態で矢印方向に力を加え，はじくように細胞を分離する（図4d〜g）．

⑫分離した細胞がピペットに付着して外れない場合は，ピペットホルダーを指ではじくとよい（図4h）．

3　細胞洗浄

1｜器具

- 35 mmディッシュ（Nunc）
- PCR用チューブ（RNase−，DNase−，DNA−）
- 胚操作用ガラス管（パスツールピペットなど）

2｜試薬

- 7% PVP溶液
- phosphate buffered saline（PBS）

3｜方法

①図5のように35 mmディッシュを作製する．オイルでカバーはしない．

②胚操作時に使用するガラス管を細めに作製する．折りっぱなしのガラス管を使用すると先端に細胞が付着して外れなくなるおそれがあるため，先端を炎であぶり丸くする（図6）（ガラス管先端が一瞬赤くなる程度でよい）．

③ガラス管内壁をPVPでコーティングし，PBSを吸ってから細胞を洗浄用ディッシュに移動させる．PBSドロップを移動しながら，細胞を洗浄する．

④PCRチューブの底部に2.5 μLのPBSを入れる．実体顕微鏡下で細胞をPCRチューブのPBS内に投入する（図7）．

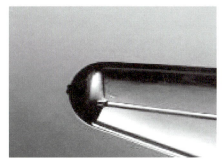

■図7　分離した細胞塊のPCRチューブへの移動
PCRチューブ先端に2.5 μLのPBSを入れ，その中に細胞塊を投入する．

顕微操作によるマウス胚盤胞からの栄養膜細胞バイオプシーとtubing

青野展也

京野アートクリニック/京野アートクリニック高輪

1 事前のアシステドハッチング（AHA）

通常，培養のday 2〜day 4に，レーザにてAHAを行い，約10μmくらい開口する．day 4の時点で，発育の早い胚の場合にはすでに胞胚腔が形成されICMの位置が予想できる場合があり，ICMの反対側に開口できるので，day 4でのAHAをお勧めする．凍結胚盤胞の場合は，融解直後にICMの反対側に同様に開口する．レーザシステムがない場合は，PZD法やバイオカットブレード法でも可能である．

2 バイオプシー用ディッシュ作製

開口部から栄養外胚葉（TE）の一部が脱出しているのを確認し，バイオプシーの準備を行う．

ペトリディッシュなどを使いバイオプシー用のディッシュを作製する．1枚のディッシュで行うバイオプシー胚数ははじめのうちは1〜2個までがよいが，操作に慣れて時間がかからないようになれば最高4個まで可能である．図1のように，ピペット洗浄用に2個の5〜10% PVPドロップと操作培地ドロップを2個，その下に胚を入れるドロップを各10μLずつ操作培地で作製し，オイルで覆う．操作培地は，胚盤胞を扱うため，可能であればアミノ酸等入りの培地をおすすめする．

3 バイオプシー

使用するマイクロピペットは，バイオプシーを行う動物種により胚の大きさが変わるので，それ

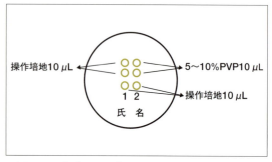

■図1 バイオプシー用ディッシュ

をしっかりと固定できる径のホールディングピペットを選ぶ必要がある．バイオプシーピペットは，内径25〜30μmのものを使用する．

まず，図1の上段の操作培地ドロップにホールディングピペットを下ろし，オイルを排出して操作培地を吸引する．次に，PVPドロップでホールディングピペット表面をPVPでコーティングするようにする（PVPは吸引しない）．バイオプシーピペットはPVPドロップで表面と内側をコーティングし，その後両ピペットを左の操作培地にもっていき，操作培地を出し入れしリンスする．この操作により，ピペットに細胞が付着しにくくなる．

次にホールディングピペットで透明帯を固定し，図2のようにバイオプシーピペットでTE細胞を5〜7細胞程度吸引する．フラグメントのない箇所をバイオプシーするか，フラグメントを除去してバイオプシーする．

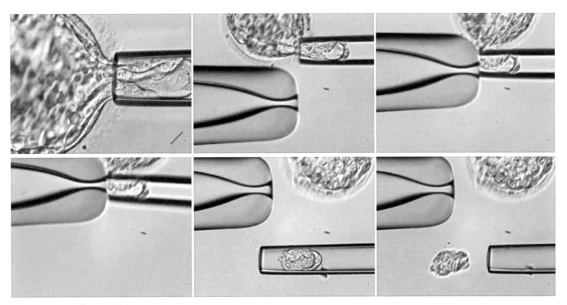

■図2 バイオプシーの実際

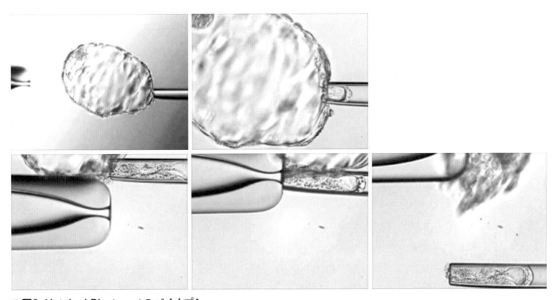

■図3 Hatched Blastocystのバイオプシー

　レーザを使用しなくとも可能であるが，レーザを使用する際にはバイオプシーピペットから出ている根元部分の両端の2カ所にシングルパルスレーザもしくはバイオプシーモードなどで数カ所照射する．ホールディングを解除し，ホールディングピペットとバイオプシーピペットをすり合わせてTEを切り取る．

　hatchedした胚盤胞の場合は，図3のようにホー

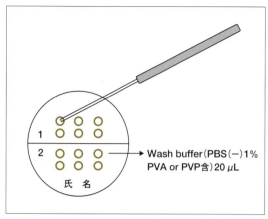

■図4 バイオプシー細胞洗浄用ディッシュ

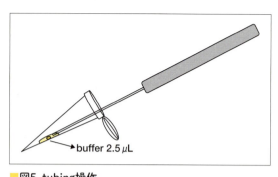

■図5 tubing操作
PCRチューブ側面のbufferドロップにバイオプシー細胞を排出．

ルディングピペットで胚を吸引せずに，バイオプシーピペットのみでTEを吸引し，後は上記と同様にホールディングピペットとバイオプシーピペットをすり合わせてTEを切り取る．

1つの胚のバイオプシー終了後，両ピペットを交換するのが望ましい．前述のPVPでコーティングすることにより細胞が付着せずに行えることが多いので，そのまま次のバイオプシーも可能ではある．その際は，次の胚のドロップに移る前にPVPドロップでよく洗浄する．少量でも，前に処理した細胞が付着して取れない場合は新しいピペットと交換しなければいけない．

ディッシュ内のすべての胚のバイオプシーが終了したら，胚本体は培養用のディッシュに移しインキュベータに入れ，バイオプシー細胞のtubingが無事に終了してから，胚本体の凍結保存を行う．

4 バイオプシー細胞洗浄用ディッシュ作製

洗浄にはペトリディッシュなどを使い，1枚のディッシュ上下半分になるようにマーカーで線を引き，上半分の上部にPBS（−）1% PVAまたはPVP含のWash bufferを20 μLずつ6個のドロップを作製，下半分も同様に作製する．オイルを取り除かなければいけないので，オイルは使用しない．1枚のディッシュで2個の細胞処理を行う（図4）．

5 バイオプシー細胞洗浄とtubing

バイオプシー細胞は，NGSなどの解析を行うためにDNA増幅する必要があるので，通常のラボ業務よりも清潔操作に気をつけなければいけない．洗浄・tubingに使用するピペットは，コンタミネーションの可能性をおさえなければならないので，マウスピースは使用せずにストリッパーなどの使用をおすすめする．内径80〜120 μmくらいのピペットが使用しやすい．また同様に，コンタミネーション防止目的で手袋を着用し操作を行う．

チューブへオイルの混入を避けるため，バイオプシー細胞をピペットにて図4の洗浄用ディッシュ上部3カ所のドロップにてピペットに付着したオイルを拭うように移し，下部3カ所のドロップにて細胞片を3回程度ずつピペッティング洗浄する．ピペット先端に細胞を保持し，実体顕微鏡下で観察しながらPBS（−）もしくはLysis buffer 2.5 μLをPCRチューブの下方側面にドロップを作製し，図5のように最少量の液とともにバイオプシー細胞を排出する．その際，チューブの口や壁

面にピペットを弾かないように慎重に液面まで入れる必要がある．実体顕微鏡で液面にピントを合わせてバイオプシー細胞を注入することで，容易にバイオプシー細胞が入ったことが観察できる．バイオプシー細胞の確認を行った後に速やかに蓋をしてスピンダウンする．

洗浄・tubing作業中にバイオプシー細胞を紛失したり破損した場合は，培養中の胚をふたたびバイオプシーからやり直す．すべてのtubing終了後に培養中の胚を凍結保存する．

バイオプシー細胞は－20℃以下（可能であれば－80℃のディープフリーザー）で保存し，全ゲノム増幅（WGA）処理または解析会社へ提出する．

ヒト胚細胞生検とtubing

小林亮太

IVF大阪クリニック

PGT-Aにおいて，胚のバイオプシーは欠かすことのできない技術である．現在は，侵襲性と検査に必要なDNAを確実に得ることを考慮し，胚盤胞期胚の栄養外胚葉（trophectoderm：TE）から5細胞程度を生検することが望ましいとされている[1,2]．バイオプシーは，胚に与えるダメージを最小限にとどめ，検査に必要な数の細胞を正確に採取する高い技術が必要とされる．本項では，当院のヒト胚盤胞におけるバイオプシーの方法を解説する．

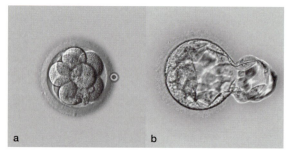

■図1 孵化補助と胚盤胞
a：レーザによる分割期の孵化補助．
b：TEから孵化した胚盤胞．

1 孵化促進法の実施

胚は透明帯に包まれており，透明帯の通過は必須の操作である．バイオプシーにおける孵化促進法で，主に用いられているのはday 3（分割期）かday 5（胚盤胞期）のレーザ孵化促進法である．分割期で孵化促進を行った場合，バイオプシー当日に内部細胞塊（inner cell mass：ICM）からの孵化や孵化後胚盤胞（BL6）になっている胚も観察され，その場合のバイオプシーはむずかしく，技術を要する．一方，胚盤胞期で孵化促進を行った場合，ICMからの孵化を避け，胚盤胞の孵化状態を揃えることで，バイオプシーにおける体外操作時間は短縮されるが，孵化促進とバイオプシーを同日に行うため作業時間は延長する．筆者らは，孵化促進を胚盤胞期に実施しているが，いずれの方法にも長所・短所があり，施設や症例，また術者の好みによる選択となる．本項では，代表的な方法と実際の手技について解説する．

1｜孵化促進法（day 3；分割期胚）

分割期胚の透明帯にレーザを照射して，10〜15 μm開口する．囲卵腔の広い場所を選択し，胚へのダメージを避けることを最優先とする（図1a）．

2｜孵化促進法（day 5；胚盤胞期胚）

シュクロース液（0.2 mol/L）を用いて胚盤胞をいったん収縮させ，ICMと対極，または最も遠い位置にレーザを照射して15 μm開口する．孵化促進から約2時間でヘルニア状に孵化するので，バイオプシーを実施する（図1b）．

3｜孵化促進法を実施する利点

近年，孵化促進法を実施せず拡張期胚盤胞にレーザを直接照射する方法も知られている．一見すると，胚は収縮せずに細胞が採取されるが，照射位置に近い細胞は膜が弱くなり，吸引時に膜が

破れ、細胞質の流出が頻繁に起きる。複数の細胞を採取するので、他の数個が生存すれば検査を実施することは可能である。しかし、採取した細胞を無駄にせずに検査をすることに加え、PCRチューブに移す作業（tubing）においても損傷箇所の多い細胞はピペット内部に接着する危険も高まることから、筆者らは事前の孵化促進が望ましいと考える。

2 バイオプシーの準備

1｜顕微操作用ディッシュの作製

体外操作培地にHepes緩衝系HTF-medium（Hepes-HTF）と、細胞の付着を防止するため10%PVPを用意する。直径60 mmのシングルディッシュの蓋に各々の10 μLのドロップを作製

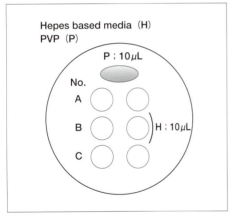

■図2 バイオプシーディッシュ

し、Light Mineral Oilでカバーする（図2）。ドロップ内部に不純物などがあると、採取した細胞と間違える危険があるため、1胚につき2個のドロップを準備する。また、バイオプシーは原則1個ずつ実施し、バイオプシー後の胚は個別管理可能な培養ディッシュで培養する[3]。

2｜顕微操作の準備

バイオプシー針（バイオプシーピペット）は内径23 μmのガラス針を用いる。マイクロマニピュレータへのセッティングは顕微授精と同様に行うが、ホールディングピペットに対してバイオプシーピペットを水平に保つよう注意する。筆者らはホールド側は空圧、バイオプシー側は油圧インジェクターを使用している。バイオプシーピペットは顕微授精用のガラス針よりも内径が大きく、インジェクターの吸引が強くかかるため、吸引が緩やかになるように調整する必要がある。最初に、バイオプシーピペットを顕微操作用ディッシュのLight Mineral Oilに浸し、Oilをピペット内部に充塡する（図3a）。続いて、PVPドロップにピペットを移動させPVPを吸引、OilとPVPを交互に充塡し、インジェクターの吸引を適度に調節する（図3b）。

3 ヒト胚盤胞バイオプシーの手順

1｜基本的な胚盤胞のバイオプシー

孵化部分または透明帯開口部が3時の方向になるように胚盤胞を固定する（図4a）。続いてバイ

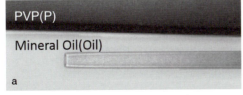
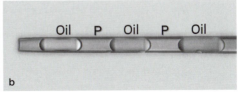

■図3 バイオプシーピペットのセッティング
a：バイオプシーピペットに mineral oil を充塡．
b：吸引圧調節；mineral oil と PVP の充塡．

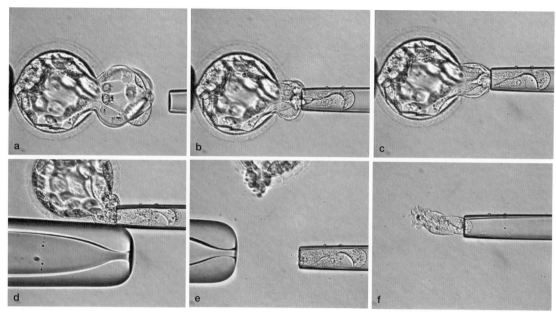

■図4 バイオプシー（胚盤胞）
a：孵化部分を3時の方向に固定．
b：TEを5細胞程度吸引．
c：レーザを直線状に3〜5回照射．
d：ホールディングピペットの角とバイオプシーピペットの角を合わせる．
e：左右の動きでピペット同士を素早く擦り合わせ切断．
f：ピペット内部を陽圧にして細胞を取り出す．

オプシーピペットでTEを吸引，およそ5細胞がピペット内部に吸引されたら，先端の細胞にレーザを数回（3〜5回）照射して切り口を作製する（図4b, c）．その際，細胞結合部を的確に狙うことで，胚へのダメージはより軽減される．照射後，ホールディングピペットによる胚の固定を解除し，ホールディングピペットをバイオプシーピペットの先端に擦り合わせるように左右に動かし，細胞を胚から切断する（図4d, e）．生検した細胞はバイオプシーピペット内に残るので，陽圧に戻して細胞をピペットから取り出す（図4f）．孵化後胚盤胞（BL6）に至るまで，同様の方法でバイオプシーすることが可能である[4]．

2 | ICMから孵化した胚盤胞

分割期で孵化促進をした胚のなかには，ICMから孵化を開始する胚もある（図5a）．その場合，BL6まで待つこともできるが，どんな胚でも適切なタイミングでバイオプシーを実施できることが望ましい．異なる場所に囲卵腔があれば，開口してバイオプシーできるが，都合よく囲卵腔が開いていることはまれである．常に適切なタイミングでバイオプシーを実施するため，筆者らが実践している方法を紹介する．

ICMがバイオプシーピペットから極力離れた位置に胚を固定し，TEを緩やかに吸引する（図5a, b）．吸引すると胚は収縮し囲卵腔が生じるため，吸引を止め，胚の固定を解いてICMから遠

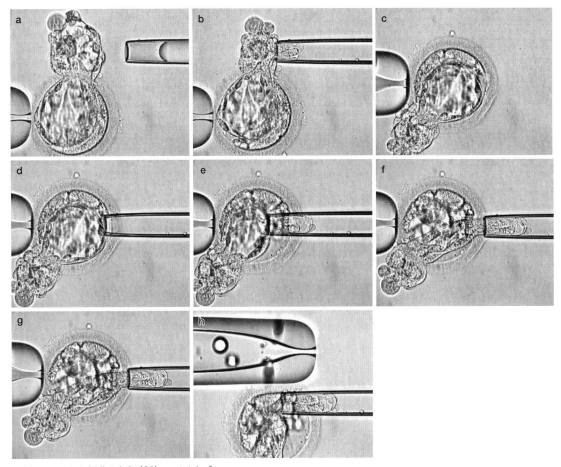

■図5 ICMから孵化した胚盤胞のバイオプシー
a：ICMから孵化した胚盤胞．
b：孵化部分を緩やかに吸引，収縮し囲卵腔が確認できる．
c：囲卵腔の開いた別方向の透明帯をレーザで25μm開口．
d：バイオプシーピペットを胚盤胞内に挿入．
e：TEを5細胞程度吸引．
f：バイオプシーピペットを透明帯の外まで後退させる．
g：レーザを直線状に3〜5回照射．
h：左右の動きでピペット同士を素早く擦り合わせ切断．

い位置に再固定する（図5c）．透明帯にレーザを照射して25μm開口，バイオプシーピペットを挿入し細胞を吸引する（図5d, e）．そのままゆっくりと引っ張り，透明帯の開口部でレーザを数回照射する（図5f, g）．胚の固定を解除し，ホールディングピペットをバイオプシーピペットの先端に擦り合わせるように左右に動かして細胞を切断する（図5h）．透明帯に2カ所の穴が開くが，多くの胚は最初に孵化したほうに再拡張し，孵化後胚盤胞を形成する．

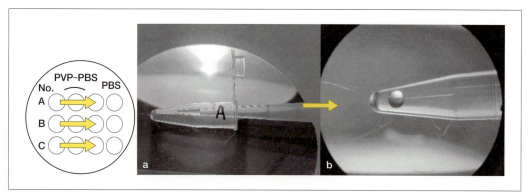

■図6 Tubingディッシュ
a：適量のPBSドロップをPCRチューブ内に作製.
b：PCRチューブ内にストリッパーチップで細胞を移す.

4 tubing

　全ゲノム増幅（WGA）を用いたPGTを実施するには，採取した細胞を検査受託会社のプロトコルにしたがいPCRチューブなどに移す作業（tubing）が必要である．tubingの際，ヒトDNAのコンタミネーションは検査に大きな影響を与えるため細心の注意を払い，必ずクリーンベンチ内で作業を実施する．

　60 mmシングルディッシュに1胚につき20 μLのPVP-PBSドロップを3個, PBSドロップを1個配列し作製する（図6）．ストリッパーチップを用いて，顕微操作用ディッシュからtubingディッシュの左端のPVP-PBSドロップに細胞を移し，順番に洗浄する．最初のドロップにはオイルが付着するため，チップを交換しオイルやメディウムを可能なかぎり除去する．続いて，滅菌されたPCRチューブの底にマイクロピペットを使い適量のPBSドロップを作製（図6a）する．新しいストリッパーチップにPBSを充填して，細胞をチップの先端に吸引する．実体顕微鏡下にPBSを入れたチューブを置き，入り口からストリッパーチップを慎重に進め，ドロップの先端に達したら細胞を排出し，ドロップ内に細胞が確認されたら素早くチップを抜き，余分なPVPの持ち込みを減らす（図6b）．最後にtubingディッシュのPBSドロップ内でチップ内部に細胞が残っていないことを確認する．

　臨床では，すべての移植可能胚に確実なバイオプシーを実施しなければならない．そのような場合に備え，廃棄予定胚などでできるかぎり多くのトレーニングを行い，どのような状態の胚に対しても安全かつ確実な生検が実施できるよう準備する．また，たとえバイオプシーの手技が優れていても，tubingや胚の個別管理が完璧でないとすべてが台無しになる．PGTを実施する際は，そのような点をよく理解したうえで，綿密な準備を行うことが重要である．

参考文献
1) Scott, R,T. Jr., Upham, K.M., Forman, E.J., Zhao, T., Treff, N.R.：Cleavage-stage biopsy significantly impairs human embryonic implantation potential while blastocyst biopsy does not：a randomized and paired clinical trial. *Fertil. Steril.*, **100**：624〜630, 2013.
2) Zhang, S., Luo, K., Cheng, D., Tan, Y., Lu, C., He, H., Gu, Y., Lu, G., Gong, F., Lin, G.：Number of biopsied tro-

phectoderm cells is likely to affect the implantation potential of blastocysts with poor trophectoderm quality. *Fertil. Steril.*, **105**：1222〜1227, 2016.
3) Anver, K., Svetlana, R., Oleg, V.：Micromanipulation and biopsy of polar bodies, blastomeres, and blastocysts Atlas of Preimplantation Genetic Diagnosis. Third ed., 7〜15, CRC press, 2014.
4) McArthur, S.J., Leigh, D., Marshall, J.T., de Boer, K.A., Jansen, R.P.：Pregnancies and live births after trophectoderm biopsy and preimplantation genetic testing of human blastocysts. *Fertil. Steril.*, **84**：1628〜1636, 2005.

索引

和文索引

あ
アシステドハッチング　100, 118
アデニン　42
アメリカ生殖医学会　34
アリルドロップアウト　15
アレイ比較ゲノムハイブリダイゼーション　29
アレイ比較ゲノムハイブリダイゼーション法　12
アレイCGH　12, 29

い
インデル　49
イントロン　47
インプリント遺伝子　21, 82
異数体　14
維持型メチル化酵素　21
遺伝学　19
遺伝学的検査　41
遺伝学的多様性　52
遺伝子解析技術　3
遺伝子関連検査　41
遺伝子変換　49

う
ウラシル　42

え
エクソン　47
エピゲノム変異　26
エピジェネティクス　19, 82
栄養外胚葉　1, 10, 62
塩基欠失　49
塩基挿入　49
塩基置換　48

お
欧州生殖医学会　3

か
核酸　41
割球生検　15

き
均衡型相互転座　70

く
クオリティコントロール　59
クロマチン　24, 43
グアニン　42

け
ゲノムインプリンティング　82
減数分裂　51

こ
コドン　48
コヒーシン　43
コンデンシン　43

さ
細胞分離　89

し
シトシン　42
ジェネティクス　19
次世代シーケンサー　53, 62
次世代シーケンサー法　4, 31
次世代シーケンス　11, 12
次世代型着床前診断　10
習慣流産　2, 10, 29, 35
初期胚　1, 10
常染色体優性遺伝疾患　7, 50, 51
常染色体劣性遺伝疾患　7, 50, 51

す
スプライシング　47

せ
生殖細胞系遺伝子　41
生殖補助技術　3
精度管理　60
染色体　24
染色体の数的異常　65, 66
染色体異常症　7
染色体異数性　58
全ゲノム増幅　4, 10, 58

た
多型　48
単一遺伝子疾患　15, 50, 76
単一遺伝子病　2, 11
蛋白質合成　45, 47

ち
チミン　42
着床前遺伝子診断　1
着床前受精卵診断　29
着床前受精卵スクリーニング　30
着床前診断　10
着床前スクリーニング　17

て
デオキシヌクレオチド　42
転写　46

と
トランスポゾン　22
トリソミー　66

な

トリプレット病　51
透明帯開口　95, 104, 109
透明帯切開　114

ナンセンス変異　48
内細胞塊　10
内部細胞塊　3

に

日本産科婦人科学会会告　6, 35

ぬ

ヌクレオソーム　24

は

バイオプシー　89
バイサルファイトシーケンス法　27, 28
バイサルファイト処理　27
バリアント　48
胚盤胞　1, 3, 89
胚盤胞生検　11, 15, 31
胚盤胞透明帯穿孔　91
反復配列数変化　49
反復流産　10
反復領域　72

ひ

ヒストン　24, 43
ヒストンアセチル化　25
ヒストンアセチル基転移酵素　25
ヒストン修飾　24
ヒストン脱アセチル化酵素　25
ヒストン脱アセチル化阻害薬　26
ヒストンメチル化　25
ヒストンメチル基転移酵素　25
ピリミジン塩基　42
比較ゲノムハイブリダイゼーション法　4
微小構造変化　70

ふ

フレームシフト　49
プリン塩基　42
不育症リスク因子　79
不育症例　77
孵化促進法　122
部分トリソミー　66, 67
部分モザイクトリソミー　66, 67
部分モザイクモノソミー　66, 67
部分モノソミー　66
複製フォーク　45

へ

変異　48

ほ

胚胞期胚　3
翻訳　46

ま

マイクロアレイ　11, 12, 54
マイクロアレイ法　4

み

ミスセンス変異　48
ミトコンドリア遺伝病　7

む

無侵襲的出生前遺伝学的検査　29

め

メチル基転移酵素　21

も

モザイク　31, 71
モザイク異常　14
モザイクトリソミー　66, 67
モザイク胚　3
モザイクモノソミー　65, 66
モノソミー　65, 66
網羅的ゲノム解析　10, 12
網羅的染色体解析法　31
網羅的着床前診断　14

ら

ラギング鎖　45

り

リーディング鎖　45
リボヌクレオチド　42
リンカー DNA　24
流産率　2
倫理的課題　6

ろ

ローディング　93

欧文索引

A

aCGH　29, 54
array CGH　29

C

CGH　4
COBRA法　27, 28
comparative genomic hybridization　4

D

de novo型メチル化酵素　21
DNA　24, 41, 42
DNAメチル化　20, 82
DNAメチル化解析法　27
DNAメチル化酵素　21
DNAメチル化阻害剤　26
DNA脱メチル化酵素　22
DNA複製　44, 45
DNMT　21, 22
ESHRE　3
ESHRE PGD Consortium　7

H

HAT　25
HDAC　25

HGVS	50
histone acetyltransferase	25
histone deacetylase	25
histone methyltransferase	25
HMT	25
Human Genome Variation Society	50

I
ICM	3, 10
inner cell mass	3

J
Japan PGT Consortium	16, 76
JAPCO	16, 76

M
MALBAC	11
mRNA	46, 47
mutation	48

N
next generation sequencer	62
NGS	12, 53, 62
NGS法	5, 31
NIPT	29
noninvasive prenatal genetic testing	29

P
PCRチューブ	63
PGD	1, 29
PGD Consortium	3, 31
PGS	2, 30
PGSパイロット試験	36, 37
PGT	2
PGT-A	2, 30
PGT-M	2
polymorphism	48
preimplantation genetic diagnosis	1, 29
preimplantation genetic screening	2, 30
preimplantation genetic testing	2
preimplantation testing of aneuploidy	30

R
RNA	42, 46
rRNA	46

S
single nucleotide polymorphismアレイ法	4
SNP	5, 48
SNV	49

T
TE	1, 62
ten-eleven translocation	22
TET	22, 23
TEバイオプシー	92, 108, 109
TE回収	107
TE採取	106
TE細胞	10
tRNA	46
trophectoderm	1, 62
tubing	107, 112, 120, 126

V
variant	48

W
WGA	4, 10
whole genome amplification	4

X
X連鎖遺伝疾患	50, 51
X連鎖性優性疾患	7
X連鎖性劣性疾患	7

数字索引
3倍体	71
4倍体	71

着床前診断検査(PGT-A)の
基礎知識と細胞分離手技 ISBN978-4-263-22682-7

2019年1月10日 第1版第1刷発行

　　　　監　修　末　岡　　　浩
　　　　編　集　荒　木　康　久
　　　　発行者　白　石　泰　夫
　　　発行所　医歯薬出版株式会社
　　　〒113-8612 東京都文京区本駒込1-7-10
　　　TEL.(03)5395-7620(編集)・7616(販売)
　　　FAX.(03)5395-7603(編集)・8563(販売)
　　　　　　https://www.ishiyaku.co.jp/
　　　　　　郵便振替番号　00190-5-13816

乱丁,落丁の際はお取り替えいたします　　印刷・教文堂／製本・皆川製本所
　　　　　　© Ishiyaku Publishers, Inc., 2019. Printed in Japan

・・・

本書の複製権・翻訳権・翻案権・上映権・譲渡権・貸与権・公衆送信権(送信可能化権を含む)・口述権は,医歯薬出版㈱が保有します.

本書を無断で複製する行為(コピー,スキャン,デジタルデータ化など)は,「私的使用のための複製」などの著作権法上の限られた例外を除き禁じられています.また私的使用に該当する場合であっても,請負業者等の第三者に依頼し上記の行為を行うことは違法となります.

JCOPY ＜出版者著作権管理機構　委託出版物＞

本書をコピーやスキャン等により複製される場合は,そのつど事前に出版者著作権管理機構(電話 03-5244-5088, FAX 03-5244-5089, e-mail：info@jcopy.or.jp)の許諾を得てください.